AF246332

ESSAI

SUR

LA LYPÉMANIE

ET

LE DÉLIRE DE PERSÉCUTION

CHEZ LES TABÉTIQUES

PAR

LE DR L.-A. ROUGIER

INTERNE A L'ASILE DE BRON
ANCIEN PRÉPARATEUR DE PHYSIOLOGIE A LA FACULTÉ DE MÉDECINE
DE LYON

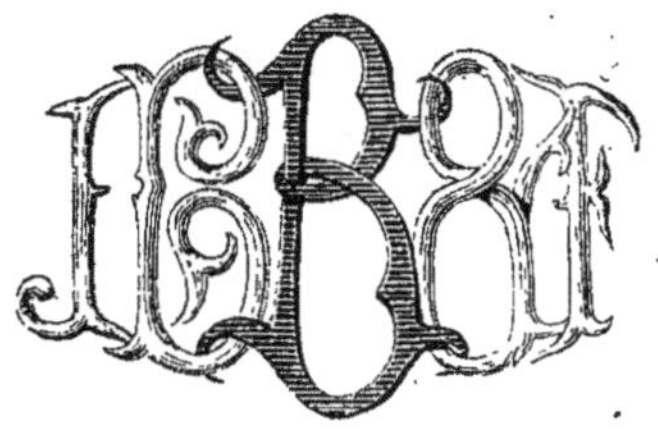

PARIS

LIBRAIRIE J.-B. BAILLIÈRE ET FILS

19, RUE HAUTEFEUILLE, PRÈS DU BOULEVARD SAINT-GERMAIN

<table>
<tr><td>LONDRES</td><td>MADRID</td></tr>
<tr><td>BAILLIÈRE, TINDALL AND COX</td><td>CARLOS BAILLY-BAILLIÈRE</td></tr>
<tr><td>20, King William street</td><td>Plaza de Topete, 8</td></tr>
</table>

1881

ESSAI

SUR

LA LYPÉMANIE

ET

LE DÉLIRE DE PERSÉCUTION

CHEZ LES TABÉTIQUES

LYON. — IMP. PITRAT AINÉ, 4, RUE GENTIL.

ESSAI

SUR

LA LYPÉMANIE

ET

LE DÉLIRE DE PERSÉCUTION

CHEZ LES TABÉTIQUES

PAR

LE DR L.-A. ROUGIER

INTERNE A L'ASILE DE BRON
ANCIEN PRÉPARATEUR DE PHYSIOLOGIE A LA FACULTÉ DE MÉDECINE
DE LYON

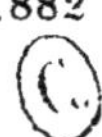

PARIS

LIBRAIRIE J.-B. BAILLIÈRE ET FILS

19, RUE HAUTEFEUILLE, PRÈS DU BOULEVARD SAINT-GERMAIN

LONDRES	MADRID
BAILLIÈRE, TINDALL AND COX	CARLOS BAILLY-BAILLIÈRE
20, King William street	Plaza de Topete, 8

1882

A LA MÉMOIRE DE MON GRAND-PÈRE

LOUIS-AUGUSTE ROUGIER

DOCTEUR EN MÉDECINE

PRÉSIDENT DE L'ASSOCIATION DE PRÉVOYANCE DES MÉDECINS DU RHONE

PRÉSIDENT DU CONSEIL D'HYGIÈNE PUBLIQUE ET DE SALUBRITÉ

PRÉSIDENT DU COMITÉ MÉDICAL DU DISPENSAIRE

PRÉSIDENT DE LA COMMISSION PERMANENTE DE VACCINATION GRATUITE

ANCIEN PRÉSIDENT DE LA SOCIÉTÉ DE MÉDECINE DE LYON

ANCIEN PRÉSIDENT DE L'ACADÉMIE DES SCIENCES,

ARTS ET BELLES-LETTRES DE LYON

ANCIEN MÉDECIN DE L'HOTEL-DIEU DE LYON

CHEVALIER DE LA LÉGION D'HONNEUR

A MON PÈRE

M. PAUL ROUGIER

AVOCAT A LA COUR D'APPEL

PROFESSEUR A LA FACULTÉ DE DROIT

PRÉSIDENT DE L'ACADÉMIE DES SCIENCES, ARTS ET BELLES-LETTRES DE LYON

PRÉSIDENT DU DISPENSAIRE GÉNÉRAL

CONSEIL JUDICIAIRE DE L'ASSOCIATION DES MÉDECINS DU RHONE

ADMINISTRATEUR DE L'HOSPICE DES INCURABLES DE SAINT-ALBAN

PRÉSIDENT HONORAIRE DU COMITÉ GÉNÉRAL DES SOCIÉTÉS

DE SECOURS MUTUELS DU RHONE

VICE PRÉSIDENT HONORAIRE DE LA SOCIÉTÉ

PROTECTRICE DE L'ENFANCE

AVANT-PROPOS

C'est à l'asile de Bron que nous avons entrepris les recherches qui font l'objet de cette étude. Notre maître, M. le professeur Pierret, avec sa bienveillance habituelle, a bien voulu non seulement nous suggérer l'idée même du sujet, mais il a de plus dirigé notre travail, et c'est en nous appuyant sur l'autorité de son nom que nous publions aujourd'hui notre thèse inaugurale.

Qu'il nous permette de lui en témoigner ici toute notre reconnaissance et de lui assurer que cette marque d'estime et d'affection restera profondément gravée dans notre cœur.

Notre travail comprend quatre chapitres :

Dans le premier, nous exposons notre sujet et nous

cherchons à faire voir comment, indépendamment de toutes recherches cliniques ou expérimentales, en raisonnant simplement sur l'aspect habituel du tabes sensitif, on pouvait soupçonner la nature et la raison d'être du délire chez les ataxiques.

Le second chapitre est consacré à l'historique, c'est celui qui nous a coûté le plus de recherches et présenté le plus de difficultés, pour aboutir, en somme, à la constatation de l'ignorance du sujet soit en France, soit à l'étranger. Nous adressons donc tous nos remerciements à M. le docteur Henry Coutagne, médecin expert près les tribunaux et chef du laboratoire de médecine légale à la Faculté, qui a bien voulu mettre à notre disposition sa connaissance parfaite de la langue anglaise, ainsi qu'à notre camarade d'internat et excellent ami, M. Taty, dont le précieux concours nous a permis de trouver vingt-deux indications allemandes pour notre historique.

Dans le troisième chapitre nous publions neuf observations ; trois d'entre elles ont été prises à l'asile de Bron dans le service de M. Pierret ; deux autres à l'hospice du Perron, où M. Colrat a bien voulu nous désigner deux malades de son service et nous permettre de les examiner. Nous remercions ses deux internes, MM. Truc et Raffin, car, grâce aux renseignements qu'ils nous ont donnés, nous avons pu compléter utilement les deux observations que nous avions prises.

Nous avons emprunté les quatre dernières à un mé-

moire de M. Rey, publié dans les *Annales médico-psychologiques* (septembre 1875), mémoire sur lequel nous
aurons l'occasion de revenir dans notre historique.

Nous faisons suivre nos observations de réflexions qui
nous permettent d'aborder notre quatrième chapitre dans
lequel nous cherchons à établir nettement le caractère
de la lypémanie et du délire de persécution que nous
avons constaté chez les tabétiques. Nous insistons surtout sur le diagnostic de ce délire et sur les signes propres
qui empêchent de le confondre avec un délire analogue,
comme, par exemple, celui qu'on trouve parfois dans la
paralysie générale.

Nous consacrons en dernier lieu quelques lignes fort
écourtées à une question médico-légale qui, si nous n'en
avons pas encore trouvé d'exemple, pourrait se présenter
chez un tabétique délirant par intermittence et répon-
dant au modèle dont nous avons donné plusieurs des-
criptions dans notre travail.

Nous publions enfin un index bibliographique qui
permettra de vérifier l'exactitude de nos indications.

Bron, 15 juillet 1882.

ESSAI

SUR

LA LYPÉMANIE

ET

LE DÉLIRE DE PERSÉCUTION

CHEZ LES TABÉTIQUES

CHAPITRE PREMIER

PRÉAMBULE

SOMMAIRE. — § 1. Le tabes est une maladie du système sensitif. — § 2. Rôle de la sensibilité dans les opérations psychiques. — § 3. Délire fondé sur les aberrations des opérations sensitives chez les tabétiques. Discussion. — § 4. Le délire caractéristique du tabes dorsalis est un délire de persécution lié à un état lypémaniaque.

§ 1. — La maladie que Duchenne, de Boulogne, a décrite sous le nom d'ataxie locomotrice progressive a été l'objet d'un très grand nombre de travaux, surtout dans ces dernières années.

Au tableau clinique, magistral, mais incomplet, tracé par ce maître on a vu se substituer peu à peu une description plus homogène fondée sur l'étude comparée des symptômes et des lésions. L'anatomie pathologique surtout fut étudiée plus spécialement, et peu à peu la lésion, laissée dans l'ombre par Duchenne, fut signalée, et malgré l'opposition de quelques auteurs, Trousseau, par exemple, les travaux de Bourdon, de Vulpian, de Charcot, de Pierret, firent admettre l'évidence de la lésion anatomique des cordons postérieurs de la moelle.

Trousseau objectait aux anatomistes les faits de lésion des cordons postérieurs sans ataxie, M. Pierret expliqua cette apparente contradiction. Il localisa la lésion vraie, caractéristique de l'ataxie dans la partie externe des cordons postérieurs (zones radiculaires postérieures et non filets radiculaires internes, comme on l'a dit souvent à tort). Or, ces zones renferment presque uniquement des fibres sensitives.

On a donc dû admettre que la lésion essentielle du tabes dorsalis est l'inflammation chronique du système sensitif et qu'elle peut frapper les zones radiculaires médullaires, les racines du trijumeau dans le prolongement bulbaire de ce grand système, ou plus haut les nerfs optiques et olfactifs ; en un mot, tous les nerfs sensitifs et sensoriels.

§ 2. — Si le tabes dorsalis est une maladie du système sensitif, n'est-il pas naturel de se demander quelle influence cet état d'irritation morbide peut exercer sur les opérations psychiques ?

Le rôle de la sensibilité sur ces opérations est, en effet, indiscutable.

La vue, le toucher, l'ouïe et, à un moindre degré, le goût et l'odorat nous donnent continuellement des notions sur ce qui nous entoure et facilitent les jugements que nous pouvons porter sur ce qui nous a impressionné.

La faculté de penser et de former des idées, l'entendement, compte parmi ses opérations fondamentales la sensation.

La sensation elle-même est la réunion en un seul de trois phénomènes élémentaires : l'impression, la transmission et la perception. La sensation perçue et transformée prend le nom d'idée. Nous ne connaissons les corps que par les sens et l'expérience, et c'est seulement avec cette signification qu'il faut admettre l'axiome : *Nihil est in intellectu quod non prius fuerit in sensu.*

Nous pouvons diviser nos impressions en deux catégories : ou elles sont normales et dépendent du milieu habituel, quotidien, où nous vivons, ou elles sont anormales et dans ce cas peuvent résulter soit d'une maladie, soit d'une action mécanique, par exemple, à la suite d'une opération. La section du nerf optique détermine chez des malades à qui l'on fait l'énucléation d'un œil des sensations lumineuses très vivement ressenties par l'opéré ; ou encore un fait accidentel tel que le contact d'un corps étranger sur le tympan déterminera des bourdonnements nettement entendus par le patient, etc. Ces impressions sensorielles anormales ne tromperont pas le sujet sur la réalité de leur origine, car ses autres sens lui permettront d'apprécier la cause accidentelle de ces sensations.

Mais si une maladie et non plus une cause accidentelle modifie, soit dans leurs trajets, soit dans leurs origines ou leurs terminaisons, les nerfs sensoriels qui dépendent des organes de la vue, du goût, de l'ouïe, de l'odorat et du toucher, des impressions anormales se produiront également et, transmises, seront perçues par le malade.

Ces impressions morbides ne frappent-elles qu'un sens ? Le malade saura bien les corriger et leur attribuer seulement leur juste valeur. Un tabétique marchant sur le plancher croit sentir du coton ; il lui suffit de regarder pour savoir qu'il n'y en a pas.

Mais, si elles frappent plusieurs sens à la fois, il sera plus difficile au malade de comprendre la fausseté des notions qu'il aura ainsi acquises, car ses moyens de correction, les sens, lui feront défaut de plus en plus.

Et s'il est aveugle, lésion .fréquente chez les ataxiques, plus ou moins sourd, peu sensible au contact, .comment se défendra-t-il contre ces impressions maladives qu'il percevra bien, mais dont la cause pourra lui échapper ?

A ce moment, s'il a des troubles de sensibilité, il sentira du coton sous ses pieds, mais il affirmera son existence; il sera délirant.

§ 3. — Le rôle de la sensibilité dans les opérations intellectuelles étant admis chez les tabétiques dont les extrémités nerveuses et les centres ganglionnaires sensitifs sont intéressés, il était raisonnable de rechercher s'il n'existait pas une forme particulière de délire fondée sur ces aberrations presque nécessaires des opérations sensitives primaires.

Ce délire existe, mais sous quelle forme se manifeste-t-il ?

Avant de répondre immédiatement à cette question, on peut se demander si l'aspect habituel de la maladie ne doit pas guider dans cette recherche, et si le simple bon sens ne peut pas faire soupçonner la nature et la raison d'être du délire.

Si, en effet, on veut bien s'imaginer ce qu'est la vie d'un tabétique à n'importe quélle période de sa maladie, on est forcé de reconnaître que peu d'affections, pas une peut-être, n'est plus pénible.

Les expressions manquent aux tabétiques quand ils veulent donner une idée des souffrances qu'ils endurent. Aussi variées dans leurs formes que dans leur durée, ils les comparent à des décharges électriques, à des morsures, à des arrachements de chair. Il leur semble qu'on les brûle intérieurement, qu'on les empale, qu'on les frappe à coups de poignard, qu'on leur broie les os. A les entendre, on croirait assister à une scène de torture et jamais malheureux soumis à la question n'a senti ses jambes éclater sous les brodequins, ses membres se rompre sous la roue ou sa chair frémir sous le fer rouge avec une intensité comparable aux douleurs que ces effroyables sensations déterminent si cruellement chez les malheureux tabétiques.

Et comme l'affection peut frapper à toutes places dans le système nerveux sensitif, il n'est pas un membre, il n'est pas un organe, il n'est pas une fonction qui puisse échapper à cette loi de souffrance, et les phénomènes les plus usuels et les plus répétés de la vie peuvent devenir chaque jour, à toute heure, la cause incessante de tortures que leur variété et leur fréquence rendent encore plus difficiles à supporter.

A ne considérer que cet ensemble de phénomènes douloureux, on peut bien admettre que le caractère des tabétiques doit être plutôt triste et même irritable que joyeux

et toujours égal, mais on n'y trouve pas nécessairement
les éléments de troubles intellectuels plus accusés, et si
les souffrances peuvent aigrir un malade, elles n'expliquent pas un délire. Mais nous n'avons jusqu'à présent
envisagé que les troubles de la sensibilité générale, les
troubles sensoriels vont nous fournir un élément nouveau.

Ce n'est plus le phénomène douleur qui caractérise
l'affection, ce sont des impressions sensorielles variées,
qui, par leur acuité et leur nature désagréable troublent,
d'autant plus l'imagination du malade qu'à l'état normal
elles sont la source la plus féconde d'où naissent les
sensations et les idées.

Qu'on se figure un ataxique dont la vue s'affaiblissant
chaque jour finit par disparaître complètement, s'il ne
peut s'assurer par le toucher de la nature des objets
extérieurs, il lui faudra avoir recours à ses autres sens,
pour ne pas vivre comme isolé au milieu de l'activité
générale. Les rapports extérieurs qu'il pourra conserver
avec son milieu dépendront absolument de l'intégrité des
sens qui lui resteront ; par conséquent, s'ils lui transmettent des impressions et, par suite, des idées fausses,
son jugement s'en ressentira naturellement.

Eh bien ! dans toutes les observations que nous publions
dans ce travail nous avons noté les sensations les
plus bizarres et les plus désagréables dans tous les
organes des sens.

Du côté des yeux, quelques phénomènes lumineux, il
semble au malade qu'on lui brûle le fond de l'œil, puis
il devient aveugle, il sent des poussières, de la terre, du
charbon sous ses paupières, etc. ; dans sa nuit perpétuelle,
il aperçoit des éclairs, des images brillantes, etc.

L'ouïe est souvent atteinte, les troubles sensoriels peuvent se réduire à de simples bourdonnements, ils peuvent aussi donner au malade la sensation d'un bruit de sifflet, de roulement de tambour, de bruit de cloches, etc.

Mais ce sont les troubles du goût et de l'odorat, souvent liés ensemble, qui sont de beaucoup les plus capables de tromper le malade. Les aliments les meilleurs et les plus usuels prennent une saveur nauséabonde, fade, salée; quelquefois même ils font croire au malade, qui n'a plus de sens à sa disposition pour comprendre la fausseté de ces sensations, qu'ils ont été imprégnés d'effluves méphitiques, d'ordures, d'excréments.....; et, non seulement le malade trouve cette saveur à ses aliments, mais il en sent parfaitement l'odeur; il lui est donc bien difficile de réagir contre cette impression morbide.

Il n'a même plus la ressource de s'adresser au toucher; nous le voyons, dans certains cas, incapable de faire la différence entre les barreaux et les draps de son lit.

Rapprochons maintenant ces troubles sensoriels des phénomènes douloureux que nous signalions tout à l'heure, le malade n'associera-t-il pas les uns avec les autres, et les idées fausses que lui procureront les premiers ne l'aideront-elles pas à s'abuser sur l'origine des seconds?

Dans ces conditions que sera le caractère du malade? Sera-t-il gai, heureux, insouciant? et si le délire vient le frapper est-il logique d'admettre qu'il se manifestera par des idées de bien-être, de contentement, de puissance, de richesse?

Le malade, paralysé par l'incoordination de ses mouve-

ments volontaires se croira-t-il vigoureux? Fera-t-il
admirer ses reliefs musculaires comme font certains
paralytiques généraux? Annoncera-t-il que sa force vaut
à elle seule les forces réunies de cent mille hommes?
Quand son estomac, torturé par les crises gastriques si
douloureuses, rejettera tout aliment, croira-t-il faire des
festins de Lucullus et décrira-t-il somptueusement tous
les mets imaginaires qu'on lui aura servis? Quand la
cécité aura frappé ses yeux aura-t-il des rêves d'or? le
verra-t-il ruisseler de toutes parts? Se croira-t-il riche à
millions? Quand les douleurs fulgurantes lui arracheront
des cris et qu'il sentira un fer rouge brûler sa chair,
pleurera-t-il de joie, et se croira-t-il au ciel et jouissant
d'un bonheur inexprimable?

Si l'on veut faire dériver logiquement le délire des
ataxiques des symptômes de leur maladie, c'est dans un
ordre d'idées opposé aux manifestations délirantes de la
paralysie générale qu'il faut chercher ce délire.

§ 4. — Le délire du tabes dorsalis existe; il est, dans
les cas purs, caractéristique. C'est un délire de persécution qui, dans sa marche, suit pas à pas l'évolution anatomique du tabes auquel il est intimement uni.

Ce délire débute par un état lypémaniaque parfaitement justifié par toutes les souffrances endurées par le
tabétique.

Il s'organise peu à peu, à mesure que les organes des
sens sont atteints; il est caractérisé par des hallucinations (nous nous servons de ce mot dont nous discuterons
plus loin la valeur et la réalité), hallucinations de la vue

qui apparaissent avec les troubles de la vision ; de l'ouïe, dépendant des lésions auditives ; du goût, liées aux lé-sions sensorielles du palais et de la langue ; de l'odorat, sous l'influence de l'évolution du tabes dans les nerfs olfactifs, et aussi de la sensibilité générale dans tous ses modes.

Au début, il n'est que le résultat d'une interprétation fausse des sensations bizarres que la maladie envahissante détermine dans les nerfs sensoriels et sensitifs qui sont atteints. Les douleurs atroces de la maladie sont attribuées à des ennemis imaginaires. Le malade se dit torturé, empoisonné, insulté, menacé, suffoqué par les odeurs les plus répugnantes, magnétisé, etc.

Le délire peut devenir diffus, se compliquer peut-être de véritables hallucinations, engendrer des états maniaques, s'associer à la paralysie générale et aboutir à la démence.

Il est assez fréquent chez l'ataxique atteint dans ses organes sensoriels, et chez un malade déjà fou il peut naître par le fait de l'évolution d'un tabes intercurrent et modifier la forme primitive du délire, si le malade n'est pas dément.

Ce délire dont l'existence ne nous paraît pas discutable n'a pas d'histoire, et la date récente à laquelle remontent les premiers travaux sur l'ataxie locomotrice expliquent cette absence. Romberg et Duchenne l'ont ignoré, et Baillarger n'a étudié que des cas de paralysie générale ; soupçonné par M. Rey, il n'a pas encore été décrit, sinon par M. Pierret, qui, le signalant une première fois dans la thèse d'agrégation de A. Robin (*Sur les troubles oculaires des maladies de l'encéphale*. Paris, 1880,

p. 328), l'a fait connaître plus longuement dans une séance du Congrès international de Londres au mois d'août 1880.

Mais quelques détails ont été notés, des observations analogues aux nôtres ont été publiées, et à ce point de vue il est intéressant de voir quelle marche progressive l'étude intellectuelle des tabétiques a suivie, depuis les premiers auteurs qui se sont occupés d'ataxie jusqu'à nos jours.

CHAPITRE II

HISTORIQUE

§ 1. — L'ataxie locomotrice a été fort rarement étudiée dans ses rapports avec l'aliénation mentale.

En France, c'est à peine si nous pouvons citer quelques auteurs.

En 1858, Duchenne, de Boulogne, s'exprimait ainsi : « Je n'ai jamais constaté dans les cas simples, c'est-à-dire sans complication, ni hésitation de la parole, ni tremblement des lèvres et de la langue, ni la folie ambitieuse ; j'ai été, au contraire, frappé de l'intégrité des facultés intellectuelles qui se conserve, comme l'intégrité de la force musculaire, jusqu'au terme de la maladie[1]. »

C'était aussi l'opinion de Trousseau.

[1] Duchenne, de Boulogne, de l'Ataxie locomotrice progressive. *Archives générales de médecine*, 1858.

« En dépit des graves symptômes que je viens d'ana-
lyser, les individus affectés d'ataxie locomotrice progressive conservent presque tous jusqu'à la fin l'intégrité de
leurs facultés intellectuelles [1]. »

Grisolle [2] pensait de même : « Il y a parfois de l'embarras de la parole expliqué plusieurs fois, à l'autopsie,
par l'atrophie de l'hypoglosse ; mais les facultés restent
jusqu'à la fin à peu près intactes. »

L'autorité de ces grands noms a empêché longtemps
toute recherche dans ce sens.

Niemeyer, en Allemagne, parmi les auteurs classiques,
indique, avec les symptômes qui marquent l'extension de
la maladie au cerveau, l'affaiblissement de la mémoire et
du jugement et l'état de stupeur dans lequel tombent les
malades [3].

Si l'on cherche dans les traités de pathologie spéciale,
on ne trouve rien sur le tabes dorsalis.

Il faut venir jusqu'en 1862, époque où Baillarger
signale [4] l'association de l'ataxie locomotrice et de la
paralysie générale. Il publie cinq cas où les deux maladies sont réunies.

Topinard [5], en 1864, après avoir signalé, dans son
mémoire sur l'ataxie quelques observations d'ataxie
locomotrice et de paralysie générale, signale les troubles
de l'intelligence comme complications du tabes dorsalis.

---

[1] Trousseau, article : Ataxie, du *Dictionnaire de Jaccoud.*
[2] Grisolle, *Traité de pathologie interne*, t. II.
[3] Niemeyer, *Pathologie interne*, t. II.
[4] Baillarger, *Annales médico-psychologiques.* Janvier 1862.
[5] Paul Topinard, *De l'ataxie locomotrice et en particulier de la maladie
appelée ataxie locomotrice progressive*, ouvrage couronné par l'Académie
de médecine. Paris, 1864.

Il admet une forme cérébrale de l'ataxie, fondée sur l'adjonction à la forme commune de phénomènes cérébraux assez importants pour croire au développement dans l'encéphale d'un travail morbide, parallèle ou consécutif à celui qui s'opère ou s'est opéré dans la moelle et la périphérie des nerfs crâniens, travail qu'on doit, par analogie, présumer être de même nature. Il rappelle à ce propos, les céphalées, les changements d'humeur, la perte de la mémoire et le délire. A eux seuls, dit-il, les troubles intellectuels suffisent à justifier la forme proposée. Il cite, à l'appui de son opinion, les observations 156, 173, 176, 178, 189 et 203. Nous donnons rapidement le résumé des observations 156, 173, 178 et 203, qui nous intéressent plus spécialement.

OBSERV. 156. — Tirée de Leyden (*Die graue Degeneration der hinteren Rückenmarksstränge*. Berlin, 1863. Observ. 31). — Homme ataxique, quarante-cinq ans, ataxie exaspérée par occlusion des yeux, *affaiblissement de la vue*, parole lente, *délire quatre semaines avant la mort*.

OBSERV. 173. — Femme ataxique, se décourage par suite des vives préoccupations que lui causent les douleurs en ceinture ; *Découragement augmentant peu à peu, pleure facilement à la moindre provocation, toujours de mauvaise humeur*. Divague, même par moments, sans présenter d'hallucination ou de délire spécial, incoordination. Améliorée par le nitrate.

OBSERV. 178. — Tirée d'Eisenmann (*Die Bewegungsataxie.* Observ. 39. Wien, 1863). — Homme de quarante ans, ataxique ; en 1825, cécité, vertiges, convulsions, vomissements, coliques ; en 1827, troubles de la parole, une *irritabilité extrême d'humeur, de l'exaltation, des hallucinations avec délire furieux*. Amélioration passagère des symptômes ataxiques et intellectuels ; puis, en 1831, retour des accidents et alternatives d'idiotie et de manie. Mort d'asphyxie. A l'autopsie, coloration grise et rougeâtre des bandelettes et du chiasma du nerf optique.

Observ. 203 (p. 347). — Ataxie locomotrice à la dernière période, complications cérébrales, autopsie.

T. A. S. cinquante-neuf ans, salle Saint-Paul, 9. Service de M. Charcot, 18 juin 1863 ; admise à la Salpétrière le 20 mars 1847 pour cécité double et paralysie.

Assez bon état intellectuel au début ; à trente-quatre ans, dou-leurs dans le dos, les côtes et les épaules ; à trente-huit ans, la maladie se caractérise, la malade ne peut plus enfiler son aiguille ; *en se baissant elle voit des mouches noires courir à terre, en relevant la tête des étincelles de toute couleur, un arc-en-ciel et un brouillard obscurcissant le champ visuel.* Amblyopie droite, disparue depuis.

26 juin 1863. — Les facultés intellectuelles avaient paru aussi bonnes que le comportait l'existence végétative de la malade ; cependant la surveillante déclare que depuis un mois *elle est prise d'accès de fureur ou de méchanceté, elle empêche ses voisines de dormir, se figure qu'on veut attenter à ses jours et crie qu'on a jeté quelque chose dans sa soupe, qu'on lui arrache ses couvertures. Une partie de ces illusions se rattache aux secousses musculaires dont ses jambes sont spontanément affectées. Goût obscur depuis un an.* Il n'est pas nécessaire d'élever la voix pour se faire entendre et cependant *il faut appro-cher une montre très près de l'oreille et même à gauche la placer contre l'oreille pour que son tic tac soit perçu.* Mort en 1863, le 11 septembre, par suite de la suppuration de vastes escarres.

A l'autopsie, *nerfs et bandelettes optiques avec dégénérescence grise demi-transparente.* Moteur oculaire commun, hypoglosse, pneumogastrique plus petits et plus transparents. *Au microscope, les tubes nerveux des nerfs optiques et des bandelettes sont atrophiés au sein d'une substance granuleuse parsemée de noyau.* Les tubercules quadrijumeaux sont sains, la rétine normale. *Corps amyloïdes dans les acoustiques et dans les nerfs olfactifs, décelés par l'iode et l'acide sulfurique.*

En somme, Topinard signalé quatre cas d'aliénation mentale, compliquant l'ataxie locomotrice, dont un avec mélancolie et deux autres avec un délire de persécution et des hallucinations.

« L'aliénation mentale, dit-il, se montrerait à une période avancée de l'ataxie et caractériserait une des terminaisons possibles. »

Quant à l'influence réciproque des deux affections, il trouve que les troubles intellectuels ne font qu'obscurcir le diagnostic et il ne cherche pas à rattacher le délire au fait même de l'extension de l'affection aux nerfs crâniens.

Nous laisserons de côté ses considérations sur la paralysie générale liée à l'ataxie ; en un mot, la coexistence des deux affections serait rare et formerait une variété de paralysie générale qu'il appellerait *ataxique.*

La même année que Topinard, M. le professeur Jaccoud [1] rappelle les recherches antérieures et explique qu'il existe une forme cérébrale de l'ataxie. Avec elle coexistent l'embarras caractéristique de la parole, les désordres intellectuels et moraux et les poussées congestives vers la tête qui marquent le début de la paralysie générale.

Nous ne trouvons rien de plus dans le travail de Marius Carre [2], en 1865, qui signale comme complication de

[1] Jaccoud, *Paraplégies et ataxie du mouvement.* Paris, 1864.
[2] Marius Carre, *Nouvelles recherches sur l'ataxie locomotrice progressive.* Mémoire couronné par l'Académie de médecine. Paris, 1865.

l'ataxie locomotrice la paralysie générale et l'aliénation mentale sous diverses formes.

A cet effet, il cite un cas de manie aiguë, puis l'observation 59 où il note l'*affaiblissement général de la vue, de l'ouïe et de l'odorat coexistant avec un affaiblissement physique intellectuel et moral*, enfin l'observation 81 qui est la 203ᵉ de Topinard et que nous venons de publier plus haut.

Il note comme complication cérébrale de l'ataxie l'affaiblissement de la mémoire et prétend que le goût et l'odorat ne sont jamais compromis dans le tabes; ce qui est absolument faux.

Depuis cette époque, les auteurs se sont presque exclusivement occupés de l'ataxie liée à la paralysie générale; nous avons parcouru le travail de M. Ach. Foville[1] sur l'association de ces deux affections, et nous avons lu le compte rendu des deux séances de la Société médico-psychologique consacrées à la discussion des rapports du tabes et de la paralysie et les observations qui furent présentées par MM. Bouchereau et Magnan [2]; mais nous n'avons rien trouvé qui se rapprochât sensiblement de notre sujet.

Il faut arriver en 1875 pour trouver un excellent travail de Ph. Rey[3] sur quelques cas d'ataxie locomotrice dans l'aliénation mentale.

---

[1] Ach. Foville, De la paralysie générale par propagation. *Ann. médico-psychologiques*, Paris, 1873.

[2] *Annales médico psychologiques*. Sept. 1872 et nov. 1873.

[3] Ph. Rey. Considérations cliniques sur quelques cas d'ataxie locomotrice dans l'aliénation mentale. *Annales médico-psychologiques*, 5ᵉ série, t. XIV, sept. 1875.

Ce travail renferme neuf observations d'ataxie liée à des états délirants.

Trois sont relatives à des ataxiques paralytiques généraux. Dans trois autres cas, M. Rey observe l'affaiblissement simple des facultés intellectuelles et de la mémoire, une fois la lypémanie, une fois la démence avec un accès maniaque, une fois enfin un délire passager.

Mais en lisant ces neuf observations, nous avons été frappé de voir *quatre fois les malades présenter un état mélancolique allant même jusqu'à la lypémanie anxieuse et toujours accompagné d'un délire de persécution fondé sur des hallucinations de la vue, de l'ouïe, du goût, de l'odorat et de la sensibilité générale.*

Ces quatre observations sont si concluantes, que nous les publierons avec les nôtres; ce sont les observations 2, 5, 6, 7. Il est étonnant que M. Rey n'ait pas insisté davantage sur ce délire typique qui prend naissance invariablement dès que les troubles sensoriels de l'ataxie commencent à se montrer ; les sommaires de ces observations n'en font même pas mention. S'il ne dégage pas davantage ce délire de persécution des autres manifestations délirantes qu'il a constatées, il s'occupe de même fort peu de sa raison d'être. Cependant, deux passages, de son mémoire nous ont fait croire un moment qu'il avait trouvé la bonne voie ; mais après avoir consacré à ce sujet les lignes suivantes, il retombe aussitôt dans des généralités qui ne lui permettent pas de conclure utilement.

« Nous croyons, dit-il, qu'en dehors de toute cause

anatomique, sans qu'il y ait extension de la lésion médullaire à l'encéphale, l'ataxie peut engendrer elle-même des troubles intellectuels par répercussion (?) sur les centres nerveux de certains symptômes tels que les douleurs, les fourmillements incessants, la perte subite de la vision et même le défaut de coordination des mouvements. Ajoutons à cela les causes morales, telles que le chagrin qu'engendre fatalement une longue maladie, les déceptions que laisse une thérapeutique impuissante et le dénûment dans lequel tombent quelques-uns de ces malheureux. »

Et plus loin :

« Nous voyons de plus chez ce malade une influence remarquable des troubles de la sensibilité sur les manifestations délirantes. Le malade croyait qu'on lui tirait des balles aux jambes ou dans les yeux. Il voyait ses pieds mutilés à coups de hache..... on lui faisait respirer de mauvaises odeurs..... manger des ordures. Ce sont là évidemment des interprétations délirantes des divers symptômes ataxiques, douleurs aiguës ou térébrantes, altération de la sensibilité gustative et olfactive. Chez ce malade, nous voyons les troubles intellectuels disparaître, les symptômes ataxiques s'étant amendés. »

M. Rey a passé près du sujet, mais il ne lui a exactement consacré que ce que nous venons de citer et n'en a pas tiré le parti désirable. Malgré cela, nous avons été heureux de trouver ce mémoire qui nous fournira quelques observations et qui à lui seul vaut mieux que toutes les recherches faites depuis, sur le même sujet, soit en France, soit à l'étranger.

En 1876, dans une étude sur la mélancolie, couronnée par la Société médico-psychologique, le docteur Christian [1] publie une observation de malade atteint de paralysie des extrémités inférieures, d'amaurose, d'un délire de persécution mélangé d'idées ambitieuses, de tendance au suicide, d'illusions et d'hallucinations multiples ; il se demande, sans se reporter au travail de M. Rey, si l'ataxie locomotrice progressive, suivie d'amaurose, n'a pas été le début de l'affection ; mais il ne pense pas à rattacher l'état intellectuel à l'évolution du tabes.

En 1879, nous trouvons une nouvelle étude sur le tabes uni à l'aliénation mentale. Une thèse de M. Masson [2] relève tous les cas connus de paralysie générale avec ataxie locomotrice, nous l'avons lue sans pouvoir rien en tirer pour notre travail.

Plus récemment, en 1881, Luys [3] , *dans son Traité clinique des maladies mentales*, s'exprime ainsi : « On constate, chez les ataxiques, certaines bizarreries d'humeur, certains troubles de caractère qui les portent à méconnaître leur situation, au moins dans les premiers temps. Mais, peu à peu, par le fait de l'envahissement sclérotique, l'énergie mentale faiblit, et le malade présente, principalement dans la dernière période, au moral, des phénomènes d'insouciance et d'apathie profonde ; néanmoins, il existe des exemples indubitables dans lesquels on a vu les troubles spinaux de l'ataxie locomotrice rester plusieurs années stationnaires, puis, à un moment

---

[1] Docteur Christian, *Étude sur la mélancolie*, ouvrage couronné par la Société médico-psychologique, Paris, Masson, éditeur, 1876.

[2] Auguste Masson, *Des rapports de la paralysie générale avec l'ataxie locomotrice*. Thèse, Paris, 1879.

[3] Luys, *Traité classique des maladies mentales*. Paris, 1881.

donné, se propager au loin et amener par contre-coup des troubles psychiques très accentués qui, le plus souvent, sont ceux de la paralysie générale. »

Nous citerons un nouveau travail, publié il y a quelques mois seulement et datant de cette année, une thèse de M. Gruet[1] sur le délire chez les ataxiques.

Nous pensions lire avec profit ce mémoire, mais l'auteur, après avoir rappelé les travaux antérieurs, se contente d'examiner l'alcoolisme et le morphinisme chez les ataxiques et ne s'occupe pas de notre sujet. Nous lui avons emprunté deux indications bibliographiques.

Nous croyons avoir examiné presque toute la littérature médicale française qui s'est occupée d'ataxie locomotrice et nous ne citerons pas l'interminable liste de thèses ou de mémoires que nous avons parcourue sans résultat, mais nous pouvons affirmer l'ignorance absolue des auteurs français sur le délire des tabétiques.

§ 2. — Nous nous sommes demandé s'il en était de même autour de nous et spécialement chez les Allemands et les Anglais qui ont publié de nombreux travaux sur l'ataxie. Nous pouvons déjà dire que, si quelques observations analogues ont été publiées, elles n'ont pas frappé suffisamment leurs auteurs pour que ces derniers aient fait la place voulue au délire de persécution et nettement spécifié sa valeur chez les ataxiques.

Voici, du reste, les renseignements que nous avons trouvés dans les auteurs allemands :

La première observation d'ataxie locomotrice coïncidant

---

[1] Gruet, thèse sur *Le délire chez les ataxiques*. Paris, 1882.

avec un délire, que nous connaissions, est de Horn[1]
et remonte à 1833. Les symptômes et les lésions y
dénotent clairement l'ataxie locomotrice unie à la paralysie générale.

Nous citons ce travail d'après Jaccoud. On lit, p. 567 :

« En 1833, E. Horn publiait, dans ses *Archives*, l'histoire d'un
ataxique qui succomba après treize ans de maladie : douleurs
rhumatismales dans les membres, perte de la sensibilité tactile,
sentiment pénible de pesanteur dans le bassin et sur l'anus, perte
de l'équilibre du corps, démarche difficile, oscillante, secousses
convulsives dans les membres inférieurs, impossibilité presque
absolue d'écrire, amblyopie, vertige, rien n'y manque. »

Et plus loin, p. 625 :

« Le malade était atteint de tabes dorsalis depuis neuf
années, lorsqu'*il fut pris d'hallucinations, de délire exalté*,
d'embarras de la parole, de paralysie des sphincters et enfin
d'aliénation complète. Plus tard, les quatre membres furent para-
lysés, la démence remplaça l'excitation première, et la mort
survint quatre ans après l'invasion des désordres intellectuels,
treize ans après l'apparition des premiers symptômes spinaux.

« A l'autopsie (faite à l'œil nu) *atrophie de la moelle* dans
toute sa longueur, avec ramollissement dans la région dorsale;
*atrophie des bandelettes, du chiasma et des cordons des nerfs
optiques;* coloration rouge-brunâtre dans l'intérieur des couches
optiques; injection et coloration brunâtre de la substance cérébrale;
hypérémie des méninges cérébrales et épanchement de sérosité
dans leur intervalle. »

Nous publions une assez grande partie de cette observation, parce que c'est la plus anciennement connue où

-----

[1] E. Horn, in seinen *Archiv*. Berlin, 1833.

le tabes soit uni à des manifestations délirantes, et le fait d'hallucinations peut nous intéresser.

Romberg[1] et Hasse soutiennent très énergiquement dans leurs œuvres que les fonctions psychiques ne sont presque jamais troublées, ou du moins très exceptionnellement.

Steinthal[2], en 1844, mentionne la caractère gai ou indifférent des malades et plus particulièrement leur bonne humeur et leur résignation; il considère la naïveté et la faiblesse d'esprit *(geistesschwache)* comme des symptômes constants du tabes dorsalis.

Des cas de démence paralytique avec ataxie ont été publiés par Hoffmann[3] (1856), Turck (1856), Joffe (1860).

Turck[4] a observé deux fois la dégénérescence grise des faisceaux postérieurs de la moelle sur des individus qui avaient présenté pendant leur vie, outre les symptômes du tabes dorsalis, une altération mentale très prononcée (démence paralytique) et trouva, à la mort, une adhérence des membranes cérébrales avec la face supérieure du cerveau comme on le voit dans la paralysie progressive des aliénés.

Les cas d'Hoffmann et de Joffe[5] sont semblables.

Eisenmann[6], en 1863, a signalé des cas d'ataxie s'accompagnant *de dépression, d'anxiété mélancolique avec des attaques d'incohérence et des hallucinations,*

[1] Romberg, *Tabes dorsalis.* Berlin, 1837.
[2] Steinthal, *Hufeland's journal.* Juli und August. Berlin, 1844.
[3] Hoffmann, *Allg. Zeitsch. f. Psychi.* XIII, p. 209. Berlin, 1856.
[4] Turck, *Sitzgsb. d. Wien, Akademie,* XXI. Vienne, 1856.
[5] Joffe, *Zeitsch. d. Wien Aerzte,* Vienne, 1860.
[6] Eisenmann, *Die Besvegungsataxie,* Vienne, 1863.

succédant tout à coup à un état de bien-être du malade.
(Observations 12, 13, 19, 44, 66.)

Leyden[1], la même année, publie des observations
d'ataxie et note un cas de délire apparaissant quatre
semaines avant la mort; nous avons résumé plus haut
cette observation que lui a empruntée Topinard.

Nous trouvons encore à la même époque Westphal[2]
qui tend à démontrer par ses recherches anatomiques que
le tabes dorsalis est fréquent dans la paralysie générale.
Il publie trois observations d'ataxie locomotrice au cours
de laquelle surviennent des symptômes de paralysie
générale : deux seulement sont suivies d'autopsie, il
termine par des considératious cliniques qui nous sont
inutiles.

Trois ans plus tard, en 1866, Eulenbourg[3] signale les
troubles psychiques qui peuvent apparaître en même
temps que le tabes. Outre la démence paralytique de
Turck, d'Hoffmann, de Joffe, de Westphal, il reconnaît
que dans les périodes ultimes du tabes on voit apparaître
« des formes d'imbécillité modérée, des dérangements
d'esprit sous forme de délire avec confusion, *d'exci-*
tations maniaques et mélancoliques qui n'ont certaine-
ment aucun rapport avec la démence paralytique. »

Un nouveau travail de Westphal[4], datant de 1867,
renferme neuf observations de démence paralytique

[1] Leyden, *Die graue Degeneration der hinteren Rüchen-markstrange*,
Berlin, 1863.
[2] Westphal, *Tabes dorsalis graue Degeneration der Hinterstrange*,
und Paralysis universalis progressiva. Berlin, 1863.
[3] Eulenbourg, *Maladies du système nerveux.* Berlin, 1866.
[4] Westphal, Uber combinirte primäre Erkrankung der Ruckenmarkstrange.
Arch. fur. Psychiatrie, Band VIII, s. 469.

survenue dans le cours du tabes et se distinguant de la forme habituelle de la paralysie générale en ce que les organes de la parole n'étaient pas affectés.

Nous ne parlerons que de la première de ces observations ; elle nous intéresse, car elle décrit des hallucinations de la vue, de l'odorat et de la sensibilité générale, et l'autopsie signale des lésions dans les nerfs optiques et le trijumeau. Voici le sommaire de cette observation traduit littéralement :

« Paralysie et troubles de la sensibilité des **extrémités inférieures.** Ataxie et troubles de la sensibilité des **extrémités supérieures.** Paralysie de la vessie. Paralysie dans les zones du moteur oculaire commun, des deux trijumeaux. Affection de la cornée, amblyopie. Ataxie des muscles de la face. Attaques de dyspnée et de délire. Atrophie musculaire généralisée mais peu marquée aux jambes. — A l'autopsie, *dégénérescence grise des cordons postérieurs.* Atrophie des racines postérieures. Leptoméningite chronique. *Atrophie grise des deux trijumeaux. Dégénérescence grise partielle des deux nerfs optiques.* Affection pulmonaire chronique. Pleurésie. Cystite hémorragique et états consécutifs. Dégénérescence des muscles des extrémités inférieures. — La recherche microscopique montre une dégénérescence grise absolue des cordons postérieurs et aussi une dégénérescence cellulo-granuleuse d'une partie des cordons latéraux. La dégénérescence de la racine sensitive ascendante du trijumeau s'étend jusqu'au voisinage de l'entrecroisement des pyramides. »

Voici maintenant la traduction de la partie de l'observation se rattachant au délire.

« A cette époque, la malade commença, pendant la nuit et pendant le jour, quand elle était endormie, à parler avec incohérence, les bras étaient jetés, sans règle, de çà, de là, et frappaient souvent contre les parois du lit. Elle disait qu'il y avait *un petit cochon de mer dans son lit*, que son *mouchoir était sale*, qu'elle *sentait mauvais*, aussi *mauvais que les injections de morphine*. De ses doigts se tiraient des *fils qui s'enroulaient* comme si dans sa main se trouvait arraché le membre de l'autre côté. Dans l'état *de veille, ce délire n'existait plus*. Elle-même croyait devoir le rapporter en *coïncidence, aux douleurs excru- ciantes et fulgurantes qui la tourmentaient*. »

Nous ne trouvons rien qui touche à notre sujet dans les huit dernières observations qui toutes ont rapport à la démence paralytique.

En 1868, le docteur Ludwig Kirn [1], médecin à Illenau, en Allemagne, a relaté la description d'une affection cérébro-spinale constituant avec l'élément psychique une forme phrénopathique particulière, complètement diffé- rente de la paralysie générale. Ce cas se rapporte à une dégénérescence grise de la moelle qui se traduit à l'exté- rieur par des anomalies de la sensibilité et de l'ataxie locomotrice.

A la même époque, Benedict [2] déclare que très souvent *les symptômes psychiques, surtout ceux de dépression*, qui peuvent avoir la signification d'une affection simul- tanée de l'écorce du cerveau, *s'accompagnent du tabes*.

Nous avons vainement parcouru le travail de Simon [3] sur la démence paralytique. Les observations 2, 3 et 5, où le tabes dorsalis se complique de troubles mentaux et où nous aurions pu trouver quelque chose d'intéressant

---

[1] Ludwig Kirn von Illenau, *Allgemeine Zeitschrift für Psychiatrie* p. 114, t. XXV.

[2] Benedict, *Electrotherapie*, s. 337. Vienne, 1868.

[3] Simon, *Arch. f. Psychiatrie und Nervenkrankheiten*, Band I. Ber- lin, 1868-69.

pour notre sujet sont uniquement consacrées à décrire une variété tabétique de démence paralytique.

Mais, en 1871, nous trouvons un très long travail de Tigges [1], dans l'*Allg. Zeitsch. f. Psych,* intitulé : *Ueber mit tabes dorsalis complircite Psychose.* Ce mémoire, qui a près de cent pages, ne contient que *trois observations de tabes uni à de la mélancolie*, toutes trois prises avec un luxe étonnant de détails. Nous donnons ici la traduction des conclusions de Tigges :

« En ce qui concerne les rapports de temps de la psychose et du tabes dans la première observation, la psychose précède de longtemps le tabes.

« Dans les deuxième et troisième, c'est le contraire.

« Dans la première, la psychose change, mais n'influe pas sur le tabes.

« Dans la deuxième elle guérit, et le tabes s'amende sans qu'il se rattache à la psychose.

« Dans la troisième, la psychose dure encore.

« Quant à la forme de la psychose :

« Dans la première, *il y a un changement de manie en mélancolie*, le malade présente *des sensations subjectives simples de la vue et de l'ouïe, il est douteux que ce soient des hallucinations* (?).

« Dans la deuxième, *mélancolie avec stupeur, troubles sensoriels, mauvaise vue, mouches volantes, terre dans les yeux, bourdonnements dans l'oreille gauche, vertiges.*

« Dans la troisième, *mélancolie simple* sans affaiblis-

----

[1] Tigges von Marsberg, Ueber mit tabes dorsalis complircite psychose, *Allgemeine Zeitsch. für Psych.*, Band, XXVIII, Drittes Heft, Berlin, 1871.

sement notable de l'intelligence, *douleurs de reins apparaissant avec les pensées tristes et disparaissant avec elles.* Congestions céphaliques constantes, ayant pu créer des conditions de progrès du processus anatomique et par suite *idées ambitieuses; le malade fait des plans.*

« Quant à l'influence du tabes sur la psychose, elle existe dans les trois observations, surtout dans la deuxième et la troisième, où *des idées nouvelles furent provoquées par les sensations douloureuses.*

« Il se déduit que, s'il y a une certaine influence et réciproque du tabes sur la psychose, si dans les deuxième et troisième observations, le tabes a créé vraisemblablement une prédisposition pour l'accomplissement de la psychose, pourtant les deux processus maladifs gardent leur individualité propre.

« Donc on ne peut absolument pas parler d'un caractère tabétique des désordres de l'esprit. »

Ainsi donc Tigges a été frappé de l'influence que le tabes pouvait avoir sur le développement d'une psychose; il constate dans ces trois cas la mélancolie des tabétiques ; *il reconnaît leurs sensations subjectives qu'il ne prend pas pour des hallucinations,* mais comme il n'a pas eu des cas assez accusés et que notamment il n'a pas eu ou vu *de délire de persécutions* chez ses malades, il conclut à l'absence d'un délire spécial chez les tabétiques et passe à côté de notre sujet.

Dans la même revue, et un an plus tard, en 1872, le docteur R. V. Krafft-Ebing [1], de Baden-Baden, publie un article: *Ueber Tabes dorsalis mit finaler Geistesstörung.*

---

[1] Krafft-Ebing, *Allgem. Zeit. f. Psych.*, p. 578, Band XXVIII. Berlin, 1872.

Dans cet article, il passe en revue les différents travaux faits en Allemagne et en France, et classe les faits de psychoses unis au tabes.

Il déclare qu'avec Benedict, Eisenmann et Topinard il a trouvé, « parmi ses malades, plusieurs qui se plaignaient continuellement, souvent pendant une heure ou même un jour, d'une lourdeur de pensée, d'un arrêt de l'idée, d'une grande peine pour se souvenir ; chez d'autres, surtout chez les femmes, il a rencontré *des attaques d'incohérence sans fin, d'anxiété allant jusqu'à la mélancolie et le tædium vitæ.* »

Il fait une catégorie des faits de démence paralytique signalant les travaux de Westphal et de Simon.

Enfin il comprend dans un troisième groupe les cas où des troubles psychiques ultérieurs apparaissent dans le cours du tabes, manies, attaques de violences, *délire d persécution* et cite les observations de Topinard et de Leyden. Il ajoute, pour être réunies à ce groupe, la relation de deux malades ataxiques avec troubles cérébraux.

1ʳᵉ Observ. — Femme ataxique depuis vingt ans qui, sans causes palpables, *devient mélancolique*, renfermée en elle-même, *très anxieuse, s'accusant de péchés dont elle craignait d'être punie ;* peu à peu la malade s'excita, eut des insomnies, la fièvre, et mourut deux mois après l'apparition des troubles psychiques.

Pas de symptômes du côté des nerfs crâniens.

2ᵉ Observ. — Homme, quarante-six ans, ataxique depuis seize ans. Devient de plus en plus paresseux, a perdu la mémoire, irritable, s'excite. Jugement borné, indifférence et faiblesse mentale, lenteur du processus d'idéation. *Il refuse de manger parce qu'il trouvait quelque chose de mauvais dans ses aliments ; il craint qu'on ne lui fasse du mal, qu'on veuille l'arrêter. Son délire de persécution augmente de jour en jour.* Avec l'affaiblissement mental concorde une déchéance physique ; il meurt dans le marasme, la paresse générale et l'imbécillité.

Ces deux observations sont intéressantes, car ce sont les premières en Allemagne où soit signalé le délire de persécution.

D'après Obeistener[1], les troubles intellectuels sont relativement fréquents dans le cours de l'ataxie locomotrice. Il les divise en deux grandes classes : les uns ne sont point distincts de la maladie elle-même et doivent être considérés comme déterminés par la propagation à l'encéphale des lésions primitivement développées dans la moelle ; les autres, au contraire, indépendants jusqu'à un certain point de la maladie primitive sont dus à des causes accidentelles et viennent la compliquer.

Les symptômes qui rentrent dans la première classe sont quelquefois assez peu prononcés. Les tabétiques ont un caractère difficile; ils sont mous, apathiques, *hypocondriaques ;* ils ne peuvent se livrer à aucun travail sérieux.

En cherchant dans le *Traité de pathologie et de thérapeutique* de Ziemssen, nous avons trouvé trois articles de Schüle, Simon et Erb qui touchaient de près ou de loin à notre sujet.

Heinrich Schüle[2] publie, dans la première partie du seizième volume, deux articles : l'un, p. 287, sur l'aliénation

---

[1] Sur les troubles psychiques qui surviennent dans le cours de l'ataxie locomotrice, par Obeistener, *Wiener med. Wochens,* nᵒ 30, 1875.

[2] *Handbuch der speciellen pathologie und therapie.* Von Dʳ Hv. Ziemssen; *handbuch der Geisteskrankheiten,* Von Dʳ Henrich-Schüle, Erste Hälte, Sechzelmter Band; Leipsig, 1878.

dans. le tabes spinalis, l'autre, p. 288, sur les lésions des nerfs périphériques.

Dans le premier article, Schüle, pensant à la grande prédilection du tabes pour les affections concomitantes des nerfs crâniens, se demande si une affection psychique particulière ne doit pas apparaître souvent à la suite du tabes ; il rappelle les fluxions vaso-motrices (Topinard) si fréquentes dans l'ataxie et croit qu'elles peuvent être le point de départ de lésions cérébrales et par suite de délire ; il décrit une forme organique du tabes cérébral et une forme psychique :

« La forme organique va rapidement à la démence, présente des paroxysmes maniaques fréquents, une irritabilité psychique extrême et de fréquentes convulsions ; elle peut précéder le tabes, s'installer avec lui chez le malade ou survenir après lui.

« La forme psychique se développe sans signe de lésion cérébrale, elle consiste surtout dans *une aliénation sensorielle hypocondriaque. Les troubles de la sensibilité se transforment en idées maniaques;* il s'agit là d'une altération du chemin de conduite cérébrale (parfois à la suite de l'inanition névrotique), d'où les échanges directs et immédiats de l'irritation sensible du processus médullaire tabétique sont transformés en allégorie fixe. »

Schüle ne semble-t-il pas vouloir dire, dans ce passage dont nous avons respecté la forme un peu obscure, que les troubles de la sensibilité, dus à la lésion qui envahit le système nerveux sensitif, se transforment directement en idées fausses? Dans ce cas, il admet comme nous que l'origine de « l'aliénation sensorielle hypocondriaque » des tabétiques est dans l'affection même du tabes.

Il cite à l'appui de cette théorie les psychoses survenant à la suite de lésions des nerfs soit par action réflexe, soit par action vaso-motrice, anologues à l'épilepsie consécutive aux lésions nerveuses.

Dans cet ordre d'idées et sur ses indications, nous avons lu un cas très intéressant décrit par Wendt[1] ; c'est l'observation d'un malade qui reçut, pendant la guerre de 1870, une balle à la tempe gauche. Du trajet de la balle qui se dirigeait horizontalement du sourcil gauche jusqu'au voisinage de la tempe en arrière on retira deux morceaux de plomb. Des douleurs intenses, qui amenèrent souvent la perte de connaissance du malade, disparurent presque complètement avec la cicatrisation de la plaie. Mais elles revenaient si l'on appuyait sur la plaie et par l'usage du masséter et du temporal. Le malade ayant repris ses occupations pendant la paix, *les douleurs s'accrurent et il s'y joignit du vertige quand il se baissait. Il survint des illusions de l'ouïe et des absences.* En octobre 1872, maladie complète de l'esprit qui exigea l'internement dans un asile. Congestions céphaliques, *hallucination de la vue et de l'ouïe*, impulsion à détruire, actes niais et sans suite. Après cette période qui dura huit jours, période de dépression avec souvenir inexact ; guérison par les injections de morphine.

Wendt place avec raison ce cas parmi les affections congestives épileptoïdes amenées d'une façon réflexe par une irritation du nerf auriculo-temporal.

La relation de ce cas nous a paru utile à publier, car

---

[1] Wendt, *Allgemeine Zeitschrifft für Psychiatrie*, Band XXXI, s. 81. Berlin, 1878.

elle apporte une preuve de plus au fait de psychoses liées à une altération nerveuse, et c'est à ce titre que nous le donnons ici.

Dans ce même traité de Ziemssen [1] où nous venons de signaler le travail de Schüle, nous avons lu un article de Simon sur la démence du tabes, mais il est presque uniquement destiné à l'étude de « l'atrophie cérébrale sclérosique primaire avec dégénérescence grise de la moelle », et ce qu'il consacre à l'aliénation mentale ne nous a pas servi.

En dernier lieu, nous avons parcouru toujours dans le traité de Ziemssen [2], l'article Tabes, par le professeur Wilhelm Erb. Mais ni dans la description du tabes, p. 549, ni dans l'étude des fonctions psychiques, p. 555, ni dans les troubles de la vue, p. 584, de l'ouïe, p. 589, de l'activite cérébrale, p. 590, nous n'avons trouvé rien de neuf relativement à notre sujet.

L'auteur résume les opinions précédentes, parle inci-demment de la démence paralytique, s'étend sur les travaux de Westphal et conclut comme Steinthal, en déclarant que dans le tabes, les fonctions psychiques, intelligence, mémoire, etc., restent presque toujours intactes, et que la sérénité et le contentement surprenant avec lesquels les tabétiques supportent leur souffrance est un fait constant et indiscutable.

§ 3. — Nous croyons avoir passé en revue presque tous les auteurs allemands qui se sont occupés du délire

---

[1] Ziemssen, *loc. cit.*, Band XVI, Zweite Hälfte, p. 588. — Doctéur Simon.
[2] Ziemssen, *loc. cit.*, Band II, Sweite Hälfte. — Docteur Erb. — Article Tabes.

chez les ataxiques, il ne nous reste plus qu'à citer une indication anglaise pour avoir terminé notre historique.

Dans le *Mental Science*[1], juillet 1878, ont été publiées deux observations d'ataxie locomotrice et de paralysie générale, avec planches.

Les deux observations sont prises par M. Plaxton.

Les recherches microscopiques ont été faites par M. Bevan-Lewis.

Nous ne citerons qu'une partie de la première observation, parce qu'elle présente à étudier *des hallucinations de l'odorat, du goût et de la sensibilité générale donnant naissance à un délire de persécution.*

Homme, quarante-sept ans, sculpteur, sobre ; ataxique depuis neuf ans, aliéné depuis six semaines par suite de causes morales. Délire érotique, a essayé de séduire sa nièce. A son entrée, montre de la perversion morale et de l'optimisme, mémoire intacte, idées de grandeurs et de richesses. Deux ans après, la période ultime de sa maladie s'ouvre par l'existence de spasmes cloniques des muscles, des jambes et des cuisses, et par *la sensation subjective de quelque chose qui parcourait de haut en bas et de bas en haut, ses jambes, depuis les orteils jusqu'au pli de l'aine, il croyait que ses jambes étaient pleines de vent et de matières fécales, etc., il commença à refuser de manger sous l'influence de l'idée fixe qu'il était empoisonné. A part ce trouble mental, sa raison était malheureusement entière.* Depuis ce moment, jusqu'à sa mort, *ses souffrances furent horribles, etc.* — Meurt paralysé deux ans et trois mois après des symptômes mentaux, onze ans après le début de l'ataxie.

Les nerfs crâniens n'ont pas été examinés dans l'autopsie.

Nous pouvons conclure de cet historique, peut-être

---

[1] Plaxton et Bewan-Lewis, *Mental Science*, Londres, juillet, 1878.

trop long, que si quelques auteurs ont noté la mélancolie et l'hypocondrie chez les tabétiques, si même, quelques observations de délire de persécution ont été prises, on n'a jamais mis suffisamment en lumière ces manifestations délirantes de l'ataxie, et le sujet que nous nous proposons de traiter conserve ainsi son originalité.

Nous pouvons donc publier les observations sur lesquelles nous nous appuyons pour soutenir notre thèse, car elles tendent toutes à affirmer un point nouveau dans l'histoire du tabes.

CHAPITRE III

OBSERVATIONS

OBSERVATION I

— PERSONNELLE —

Prise dans le service de M. le Docteur Colrat, à l'hospice du Perron.

Femme, soixante-deux ans. — Syphilis. - Ataxie locomotrice progressive datant de vingt-deux ans. — Amaurose. — Douleurs fulgurantes. — Incoordination des mouvements. — Délire passager pendant quatre mois. — Depuis huit ans, sensations optiques, auditives, olfactives, gustatives et troubles de la sensibilité générale rapportés par la malade à sa maladie. — Mélancolie probablement consécutive. — Mort par affection pulmonaire intercurrente. — Autopsie.

Jeanne Neyret, âgée de soixante ans, entrée le 24 octobre 1880 à l'hospice du Perron, salle Sainte-Clotilde, n° 8.

Le bulletin d'entrée porte les indications suivantes : « Ataxie locomotrice, syphilis.

« Rien dans les accidents héréditaires. Bonne santé jusqu'à l'âge de dix-neuf ans, réglée à onze ans, ménopause à cinquante-six ans.

« Mariée à dix-neuf ans, *la malade contracte la syphilis pendant sa première nuit de noces.*

« Les enfants sont tous morts dans les six premiers mois.

« Début de l'affection actuelle il y a quatre ans par des douleurs lancinantes dans les membres inférieurs qui, sensibles au toucher, sont privés complètement de mouvement. Perte de l'appétit, digestion pénible. »

Une observation, prise deux ans après son entrée à l'hospice du Perron et qui nous est communiquée par MM. Truc et Raffin, internes du service, nous donne les renseignements suivants :

Père et mère morts tous deux d'accidents. Pas d'accidents héréditaires. Après sa première couche, à l'âge de vingt ans, la malade resta alitée pendant six mois, probablement pour une pelvi-péritonite. Une deuxième couche a été normale ; une troisième s'est faite à huit mois, sans suite fâcheuse : l'enfant a vécu trois semaines ; quatrième couche normale, mais suivie d'une nouvelle péritonite traitée par les injections (?), et la cautérisa-au nitrate d'argent : la malade porta alors pendant sept ans une ceinture hypogastrique.

A l'âge de quarante ans, douleurs subites dans les quatre membres ayant duré trois ou quatre mois, après lesquels elles se sont localisées dans le bras gauche : le bras était tuméfié d'une façon régulière, sans que les articulations fussent prises plus que le reste.

Cet état a duré une année ; le bras s'est atrophié et toutes les articulations ont été ankylosées : les douleurs avaient disparu. Les doigts étaient déformés.

A la suite de frictions répétées, les mouvements sont revenus peu à peu ; mais le bras était toujours un peu moins volumineux que l'autre, cependant la force et les mouvements étaient complets.

Deux ans après, douleurs intenses dans la tête sans cause connue ; fièvre intense. La durée de cet état a été de quatre mois ; la malade était dans un délire continuel.

A l'âge de cinquante-six ans, elle vit apparaître l'affection pour laquelle elle est entrée ici. *Elle eut d'abord des douleurs circum-orbitaires violentes, suivies d'amaurose dans l'œil gauche,* puis les douleurs ont disparu et se sont portées au tronc sous forme de ceinture.

Bientôt elle eut de la peine à marcher, ses jambes tremblaient et la marche était désordonnée : pendant tout ce temps elle était en butte à un froid intense et ne pouvait se réchauffer par aucun moyen.

Après un an, la marche a été impossible. Elle est restée pendant deux ans et demi à l'Hôtel-Dieu, après lesquels elle est entrée au Perron. Depuis qu'elle est ici elle a perdu encore un peu de force. Actuellement elle ne peut bouger de son fauteuil ; les jambes remuent encore. Sa main droite peut à peine lui servir pour manger ; quant à la main gauche, ses muscles sont atrophiés et elle s'élève au plus à 10 centimètres.

Constipation, dyspepsie.

A ces renseignements nous joignons l'observation suivante que nous avons prise nous-même auprès de la malade en la faisant porter spécialement sur son état intellectuel et sur les troubles sensoriels de son ataxie.

Depuis plusieurs jours, la malade est alitée, elle est atteinte d'une complication pulmonaire ; elle parle avec beaucoup de peine, et il nous est difficile d'obtenir des réponses à nos questions.

Cécité absolue, la malade ne distingue absolument rien, pas même un brouillard obscur quand quelqu'un intercepte la lumière en se plaçant devant une croisée.

Dès le début de son affection, *sa vue s'est affaiblie peu à peu ; elle voyait trouble,* et, en regardant à terre, *elle apercevait des taches noires qui tourbillonnaient.* Ces taches étaient arrondies et grosses comme des pièces de cinq francs. Plus tard, à une époque où l'œil gauche était déjà perdu, *elle eut dans cet œil des sensations lumineuses, des éclairs, des fusées, « un vrai feu d'artifice.»* Mais jamais elle n'a vu des images à bords distincts, limités, par exemple, une personne, un animal, un objet quelconque.

L'ouïe est un peu atteinte ; la malade est dure d'oreilles, et il faut parler haut pour se faire entendre. *Elle raconte avoir eu souvent des bourdonnements dans les oreilles et quelquefois elles lui sifflaient comme le sifflet d'une locomotive.*

Malgré notre insistance, nous ne parvenons pas à lui faire dire qu'elle ait jamais entendu aucun son articulé, ni injures, ni menaces, etc.

Les troubles sensoriels du côté du goût et de l'odorat sont bien plus accusés.

La malade déclare qu'elle a « une pourriture dans la bouche », elle l'attribue à sa maladie et nous le lui faisons répéter plusieurs fois. Il n'est pas de mauvaises odeurs ni de choses répugnantes que la malade n'ait cru sentir ou manger. *Ses aliments ont presque toujours le goût de matières fécales, quelquefois celui du soufre, du phosphore ou d'œufs pourris.* Avant même de manger, elle est avertie par l'odorat du mauvais goût de ses aliments; mais comme elle éprouve les mêmes sensations sans manger, elle reconnaît « qu'elle se trompe et que c'est la pourriture de son gosier et de son nez qui lui causent ces idées ».

Nous appelons son attention sur ses voisines, sur ses parents, sur la bizarrerie des sensations qu'elle éprouve, sans pouvoir découvrir chez elle aucune attribution malveillante de ses souffrances à un ennemi quelconque. Elle n'accuse ni empoisonnements, ni sort jeté par un sorcier, ni électricité, etc.; *elle compare volontiers ses souffrances dans les reins et dans les membres supérieurs et inférieurs à des coups de hache, à des brûlures,* mais c'est toujours sa maladie qu'elle rend responsable de ces différents symptômes.

En somme, elle n'a pas d'idées délirantes pour le moment, ou, si elle en a, elle les cache soigneusement.

La sœur du service nous déclare que *son caractère est toujours triste, elle est mélancolique, pleure facilement et sans*

motifs apparents ; elle ne se plaint que de ses douleurs et réclame quelquefois pour ses aliments.

*Sa mélancolie est continuelle, elle ne cause pas avec ses voisi-
nes,* et la tristesse de son caractère contraste avec les mouvements
de bien-être et même de gaieté que nous avons trouvés quelquefois
par intermittence chez les ataxiques que nous avons observés.

Une complication pulmonaire a enlevé cette malade et ne nous
a pas permis de l'observer une seconde fois.

L'autopsie du cerveau n'a pas pu être faite, chose regrettable,
car il aurait été intéressant d'examiner l'état des nerfs sensoriels
qui, évidemment atteints par l'évolution du tabes, avaient donné
lieu à ces sensations si étranges qui nous ont été signalées par la
malade.

La moelle présentait dans sa moitié postérieure une sclérose
très manifeste.

Si cette observation n'est pas aussi complète au point
de vue des troubles intellectuels que nous pourrions le
désirer, elle a du moins son importance.

Elle donne, en effet, un exemple frappant des troubles
sensoriels qui peuvent survenir dans le cours du tabes,
et si ces troubles des sens, unis à ceux de la sensibilité
générale n'ont pas développé un délire de persécution chez
la malade, ils nous paraissent cependant être la véritable
cause de sa mélancolie.

Le tabes, du reste, se manifestait par de nombreux
symptômes. Les troubles de sensibilité, les douleurs lancinantes des membres, les arthropathies, les douleurs
circumorbitaires, l'amaurose, l'incoordination des mouvements appartiennent aux symptômes essentiels du tabes,
et leur succession et leur marche régulière, dans cette
observation, ne peuvent pas laisser de doute à l'égard
de la maladie de cette femme.

Les troubles sensoriels sur lesquels nous avons insisté davantage sont d'une netteté caractéristique que nous retrouverons dans toutes nos observations.

La vue s'est affaiblie peu à peu, la malade apercevait des taches noires qui tourbillonnaient à terre, elle avait des sensations lumineuses, des éclairs, des fusées, un vrai feu d'artifice.

Elle a eu des bourdonnements dans les oreilles, elle a entendu des sifflets de locomotive.

Mêmes sensations du côté du goût et de l'odorat; les aliments ont une odeur et une saveur répugnante, ils ont presque toujours le goût de matières fécales, de soufre, de phosphore, d'œufs pourris, et la malade en perçoit l'odeur en même temps que la saveur.

On conçoit que ces sensations si désagréables aient pu exercer une fâcheuse influence sur le caractère de cette femme, et si on les rapproche des phénomènes douloureux qu'elle a endurés et qu'elle comparait à des brûlures, à des coups de hache, on trouve aisément l'explication du caractère mélancolique, de la tristesse profonde et des pleurs si faciles de la malade.

Elle n'a pas déliré à l'hospice du Perron, mais elle a gardé le souvenir d'une époque où, à la suite de douleurs intenses dans la tête, sans cause connue, elle fut en proie à un délire continuel pendant quatre mois. Ce renseignement est trop obscur pour que nous puissions nous y arrêter, mais il est intéressant à signaler, car ce délire pourrait bien dépendre de l'évolution céphalique du tabes.

Notons que cette malade était syphilitique bien avant les premiers signes d'ataxie locomotrice.

OBSERVATION II

— PERSONNELLE —

Prise au Perron, dans le service de M. le docteur COLRAT.

*Homme, cinquante-sept ans. — Ataxie locomotrice progres-
sive, datant de dix-huit ou vingt ans. — Incoordination des
mouvements. — Amaurose. — Sensations visuelles, auditives, olfactives, gustatives et de la sensibilité générale,
faussement interprétées et ayant amené des troubles intellectuels depuis deux ans. — Lypémanie consécutive, délire
de persécution. — Syphilis.*

Car... Pierre, né à Fouligny (Moselle), journalier, cinquante-
sept ans, actuellement au Perron, où il est entré dans le mois
d'août 1870. — Salle Sainte-Émile, n° 12. Service de M. le docteur Colrat.

Renseignements fournis par M. Truc, interne du service.
— Le père serait mort hydropique, la mère de vieillesse. Le
malade a fait six ans de service, il n'a eu aucune maladie antérieure. Il buvait, dit-il, un litre et demi de vin par jour, en
moyenne, et il assure n'avoir fait que rarement des excès alcooliques. *Il avoue avoir eu une écorchure à la verge et des croûtes
dans les cheveux;* toutefois il affirme n'avoir jamais eu de mal à
la gorge. Il accuse aussi une « chaudepisse cordée ».

Actuellement, il est à l'hospice pour une ataxie locomotrice,
datant de vingt ans.

La maladie aurait débuté par une perte générale des forces qui
lui donnait l'apparence habituelle d'un homme ivre ; ses jambes
se déjetaient en dehors d'une façon involontaire et il frappait fortement le sol du talon; des douleurs vives se manifestaient dans
la colonne vertébrale.

Il a eu les cou-de-pieds tuméfiés ainsi que les articulations du genou. Ces dernières offrirent et offrent encore les craquements d'arthrite sèche.

Des injections morphinées améliorèrent cet état, mais les douleurs se portèrent sur l'estomac. Chez M. Bondet et chez M. Chavanne, à l'Hôtel-Dieu, et pendant deux années consécutives, on lui administra des bains sulfureux, des douches, des bains de vapeur; on lui fit des cautérisations ponctuées dans le dos, et ces cautérisations produisirent une certaine amélioration pendant trois mois.

En 1869, *la vue à baissé graduellement et actuellement, sauf quelques moments où les objets élevés et rapprochés sont vaguement perçus, la vision a presque entièrement disparu.*

L'ouïe a aussi présenté quelques troubles.

La miction est également difficile.

Actuellement, il existe des douleurs abdominales et une *céphalalgie constante.*

Hémorrhoïdes depuis sept ou huit ans, hémorrhoïdes internes et fluentes de temps à autre.

La viande est difficilement digérée; l'appétit est faible.

En dehors des signes précédents d'ataxie, en dehors d'une grande faiblesse, il est survenu depuis un an et demi *des troubles cérébraux caractérisés par des craintes chimériques et une grande méfiance à l'endroit de ses anciens camarades d'hôpital; il a peur qu'on ne l'enlève, qu'on ne le brûle; on complote contre lui; on le dénigre dans les journaux.*

D'ailleurs il est très calme et ne désire faire de mal à personne.

Parole difficile, amnésie complète, séjour constant au lit, *ouïe revenue après une surdité complète.* Il ne peut priser, mais on lui met du tabac dans le creux de la main et il frotte son nez dans la prise.

A ces renseignements dus à l'obligeance de l'interne du service, nous joignons l'observation suivante que nous avons prise nousmême auprès du malade, en la faisant porter plus spécialement sur les troubles intellectuels qui, depuis deux ou trois ans, ont apparu chez lui à la suite des manifestations sensorielles de son ataxie.

Le malade nous déclare que depuis quinze ans sa vue avait baissé, mais que depuis trois ans surtout elle s'affaiblissait progressivement pour arriver jusqu'à la cécité.

Au début, il s'aperçut en lisant son journal qu'il avait parfois un *brouillard devant les yeux.* Ce brouillard ne durait que quelques instants très courts et il lui suffisait de fermer un moment les yeux pour pouvoir reprendre ensuite sa lecture ; *peu à peu ce brouillard reparut plus fréquemment et son intensité augmentait toujours,* il apparaissait même en dehors de la lecture et sans que le malade fixât un objet.

Il était déjà alité à cette époque, et le soir, quand le jour faiblissait, *il lui semblait parfois apercevoir comme un nuage blanc au pied de son lit;* ce nuage n'avait pas de contours limités au début, mais peu à peu il prenait une forme plus distincte et *le malade crut quelquefois avoir un linge blanc pendu au pied de son lit;* cette hallucination disparut pendant quelque temps pour revenir ensuite avec une plus grande intensité, *il lui semblait voir un grand fantôme s'agitant au pied du lit et l'illusion était si forte que le malade se leva plusieurs fois pour aller le toucher et s'assurer de sa réalité.*

Ce fantôme prit ensuite *une véritable forme humaine avec un visage,* mais dont les traits étaient trop confus pour que le malade pût reconnaître la personne qui venait ainsi le regarder.

A la même époque, ceci remonte à un an et demi, le malade *eut des bourdonnements dans les oreilles;* il entendait continuellement « *chanter une cigale dans sa tête* » ; puis ce furent *des sifflets* et enfin des « *retinton de cloches* ». Ces symptômes n'apparaissaient que par intermittence et quelquefois en même temps que ses troubles visuels. Aussi associa-t-il ces deux symptômes sensoriels et *il entendit son fantôme blanc lui adresser des mots sans suite;* il ne comprenait pas au début ce qu'il lui disait et s'asseyait sur son lit pour mieux entendre.

C'est depuis cette époque, quinze mois environ, qu'apparaissent les premiers troubles intellectuels ; le malade qui depuis longtemps était triste, sans initiative et plutôt calme et muet dans son lit où il restait continuellement, se mit à se plaindre de son entou-

rage, il manifesta des craintes chimériques à l'égard de ses camarades de salle et montra une grande défiance vis-à-vis du personnel, sauf une sœur à laquelle il confie encore volontiers ses impressions.

Nous lui demandons la cause de cette méfiance et ce n'est qu'avec beaucoup d'hésitation et en s'arrêtant à plusieurs reprises qu'il se décide à nous la dire.

D'abord il nous demande si nous avons l'intention de prévenir le parquet et le procureur, et sur l'assurance qu'il n'en sera rien, fait et que c'est purement dans un but thérapeutique que nous l'interrogeons, il consent à nous raconter les persécutions dont il est l'objet.

Son voisin de lit est un hypocrite qui en veut à ses jours. *Depuis trois mois, il a essayé de l'empoisonner d'abord dans ses potions, puis dans son potage.* A cet effet, il met dans sa nourriture ou dans ses remèdes *du phosphore, de l'arsenic* et surtout *du vert-de-gris,* quelquefois *de la terre ;* c'est, du reste, le premier goût qu'il ait reconnu quand il s'est aperçu de ces manœuvres, mais actuellement on ne se sert plus *que de vert-de-gris.* Ce dernier a un goût « *fadasse et salé* »; il le retrouve presque tous les jours dans ce qu'il prend ; *aussi ne veut-il plus manger ni boire* et ce n'est qu'à grand'peine que la sœur le décide à se nourrir.

Il éprouve également *des sensations olfactives.* « *Son voisin lui a mis du vert-de-gris dans son tabac, lui fait brûler des allumettes sous le nez* ou encore *lui souffle des odeurs de matières fécales et d'urine croupie.* »

Il a des fourmillements dans les doigts, qui s'exaspèrent quand il touche quelque chose, *il les attribue à des épingles que lui enfoncerait son voisin dans les mains,* il n'apprécie plus le degré de consistance des objets qu'il touche et ne distingue pas le fer du bois. Sa sensibilité tactile est très affaiblie.

Depuis une semaine, il a des sensations dans tous les nerfs sensoriels à la fois.

Il voit constamment son voisin au pied de son lit se moquant de lui et l'appelant « cochon, charogne »; hier, il a amené

*dix femmes de la Guillotière qui ont défilé devant son lit
disant : « c'est mon homme, je le reconnais. » Il les a vu se
pencher sur son lit, elles veulent l'enlever pour le brûler et
font faire sur lui des articles dans les journaux. Ce matin,
on l'a empoisonné dans sa soupe et dans son tabac avec du
vert-de-gris. Son voisin lui a mis de la « pufine » dans les
mains et il en sent l'odeur en ce moment. On lui tord les
jambes,* etc.

Toutes ces confidences sont arrachées peu à peu ; il manifeste
une très grande défiance et recommande surtout de ne pas en
parler aux petits journaux ni au parquet.

Il parle à voix basse et demande si son voisin est là.

En dehors de ces idées de persécution, le malade donne difficilement d'autres renseignements; il a oublié, et sa mémoire est
très faible, il ne peut dire ni le quantième, ni le jour, ni le mois.

Sa parole est entrecoupée, basse et mal articulée.

Il a des troubles moteurs dans les muscles du visage.

Les paupières fermées tremblent.

Frémissement de la lèvre supérieure.

Défaut de coordination dans la contraction des muscles des lèvres
il crache en éventail et ne peut pas siffler.

La langue tirée avec peine hors de la bouche tremble en masse.

Tremblement des doigts écartés, les mains étant tendues. On
ne peut pas le faire marcher.

Le malade ne peut pas priser ; les ailes du nez se dilatant mal
dans l'inspiration, il se frotte le nez dans le creux de la main
remplie de tabac.

*Les deux pupilles sont largement dilatées et déformées ; au
lieu d'être arrondies, elles forment des angles comme un
cercle qui présenterait des cassures.*

Parfois il est gâteux ; la miction est difficile et quelquefois il y
a incontinence.

Nous considérons cette observation comme une des
plus probantes que nous publions.

Elle nous montre, en effet, le délire s'installant peu à peu chez le malade à mesure que les sens se troublent par le fait de l'évolution du tabes.

D'abord étonné par un brouillard qui lui obscurcit la vue, le malade s'inquiète de plus en plus en voyant ce brouillard s'accentuer chaque jour, prendre l'apparence d'un linge, d'un fantôme s'agitant au pied de son lit, revêtir une forme humaine plus ou moins effacée.

Puis des troubles de l'ouïe viennent renforcer l'illusion : simples bourdonnements au début, ils augmentent progressivement, c'est le chant d'une cigale, un bruit de soufflet, une sonnerie de cloches, des mots confus.

A ce moment, l'intelligence du malade commence à se troubler, son fantôme lui parle, il s'en effraie, devient triste, se défie de ses voisins de lit. Ce n'est encore qu'un mélancolique plutôt misanthrope que persécuté ; qu'un autre sens lui transmette de nouvelles impressions morbides, et le délire de persécution s'organisera chez lui.

Les nerfs du goût et de l'odorat n'échappent pas à la lésion, le malade trouve des goûts bizarres à ses aliments, il croit prendre de la terre, du phosphore, de l'arsenic, du vert-de-gris ; il refuse de boire et de manger, on veut l'empoisonner, on lui fait brûler des allumettes sous le nez, on lui souffle des odeurs de matières fécales et d'urine croupie. Il a des fourmillements dans les doigts, ce sont des épingles que lui enfonce son voisin, etc. A ce moment, il est en plein délire, et toutes les impressions maladives que lui fourniront ses nerfs sensitifs et sensoriels altérés seront autant d'éléments nouveaux pour son délire de persécution.

Le malade est-il bien un tabétique ? Les troubles sensitifs, l'incoordination motrice, les artropathies, l'amaurose, les troubles sensoriels ont apparu très régulièrement et légitiment ainsi le diagnostic d'ataxie locomotrice progressive.

Le malade était probablement syphilitique, outre son écorchure à la verge et des croûtes dans les cheveux il nous a présenté, des déformations angulaires de la pupille analogues aux synéchies d'origine syphilitique.

OBSERVATION III

— PERSONNELLE —

Prise à l'Asile de Bron dans le service de M. le docteur PIERRET.

Femme, cinquante ans. — Tabes dorsalis datant au moins de dix ans. — Amaurose. — Troubles de la sensibilité. — Pas de troubles moteurs. — Nombreux troubles sensoriels. — Sensations optiques auditives, olfactives, gustatives et de la sensibilité générale faussement interprétées et ayant amené des troubles intellectuels depuis l'affaiblissement de la vue. — Lypémanie consécutive et délire de persécution intermittent.

Fraisse, Louise-Félicie, marchande de journaux, née le 28 juillet 1832, à Lyon, célibataire, admise volontairement à l'Antiquaille le 1er novembre 1872, transférée à l'asile de Bron le 18 décembre 1876.

La feuille d'observation de cette malade, porte comme diagnostic à son entrée à l'asile : *Hallucinations de l'ouïe, délire de persécution.*

Deux ans plus tard, à la date du 29 novembre 1878, on a noté les indications suivantes :

« *Hallucinations de l'ouïe avec délire de persécution; la malade prétend qu'elle est mariée et que ses ennemis la tiennent éloignée de son mari. Amaurotique.* Examen ophthalmoscopique.

« Il est difficile de voir la papille à gauche, corps vitré trouble; on y voit des corps flottants. La région de la tache jaune est particulièrement troublée; les quelques vaisseaux que l'on aperçoit sont tuméfiés et entourés d'un exsudat à la périphérie; la papille n'est pas aperçue.

« L'œil droit ne présente pas les mêmes troubles de milieux. Cependant le fond de l'œil est cotonneux, vaisseaux saillants entourés d'un exsudat grisâtre; quant aux vaisseaux qui se rendent à la rétine, il sont atrophiés, moniliformes; la papille est absolument blanche, excavée, limitée par un bord très franc, et à sa partie inférieure et externe on trouve un large croissant où le pigment choroïdien est à nu. »

Des notes mensuelles depuis le mois d'août 1878 jusqu'au mois de février 1879 signalent toujours l'amaurose, les hallucinations de l'ouïe et le délire de persécution chronique.

C'est là tous les renseignements que nous ont fourni les registres d'observation de l'asile. Cette malade n'étant pas visitée par ses parents, nous avons dû ne nous adresser qu'à elle-même pour pouvoir compléter l'histoire de sa maladie.

Cette femme est âgée actuellement de cinquante ans. Elle est entrée il y a dix ans à l'Antiquaille, et après un séjour de quatre années a été transférée à l'asile de Bron où elle est depuis six ans.

Elle se prétend fille de médecin, et mariée; elle indique même très exactement la date et le lieu de son mariage, le nom de l'adjoint qui l'aurait mariée et ceux des témoins qui l'auraient assistée, mais elle prétend ne pas se souvenir du nom de son mari dont ses ennemis l'ont séparée ; du reste, le registre d'inscriptions la portant comme célibataire nous ne pouvons ajouter foi à son dire.

Elle prétend n'avoir pas eu d'enfants et ne nous renseigne pas sur l'état antérieur de sa santé.

Le caractère de la malade est extrêmement quinteux. Tantôt elle est gaie, rieuse et veut bien répondre, en se moquant le plus souvent de son interlocuteur; tantôt, au contraire, elle est irritée et nous accuse de ses souffrances et de ses persécutions, si nous lui adressons la parole; il était donc difficile d'écrire l'observation de cette malade sans pouvoir l'examiner longuement.

Dès l'année dernière, pendant notre internat chez M. Pierret, notre chef de service avait attiré notre attention sur cette femme et nous l'avait signalée comme étant atteinte d'ataxie fruste ou incomplète. La malade ne présentait pas, en effet, la moindre incoordination motrice.

Les symptômes d'ataxie se réduisaient à une cécité absolue, sans cause externe, et d'origine amaurotique, à des douleurs fulgurantes dans les reins et dans les membres inférieurs et à quelques troubles de sensibilité de la jambe gauche.

A ces symptômes venait s'adjoindre un délire de persécution fondé sur des sensations bizarres (hallucinations?) de l'ouïe, de la vue, du goût, de l'odorat et de la sensibilité générale.

Ce délire présentait ce caractère d'être intermittent; il apparaissait toujours avec les sensations et disparaissait avec elles.

Nous donnons ici le résultat de l'observation de cette malade pendant plusiéurs mois; car s'il avait fallu noter au jour le jour les sensations qu'elle éprouvait, son caractère difficile et son humeur changeante auraient donné à cette observation un aspect trop décousu.

La malade est aveugle, elle prétend que, le soir, elle distingue confusément l'ombre d'une personne placée devant une croisée.

Elle a parfois des douleurs fulgurantes qui ont débuté par les reins et depuis lui ont traversé les membres inférieurs avec la rapidité d'un éclair.

Un peu d'analgésie des jambes surtout à gauche. Sensibilité conservée à droite, un peu d'anesthésie à gauche.

Depuis quelques jours crises œsophagiennes, gastriques, intestinales et anales. *La malade prétend être empoisonnée par de l'huile épurée qui lui brûle le gosier depuis la bouche jusqu'à l'anus.*

Pas de troubles moteurs.

La malade s'est toujours refusée à laisser examiner l'état de sa sensibilité gustative et olfactive. Pas de surdité.

Réflexe rotulien conservé à droite, aboli à gauche.

La plante des deux pieds est sensible au chatouillement.

a) Troubles optiques. — La malade raconte qu'un jour où elle voyait passer un enterrement dans le Chemin-Neuf, une voisine lui secoua un tapis malpropre devant les yeux ; depuis cette époque, sa vue se serait affaiblie ; elle aperçut d'abord des *taches noires* qui pour elle n'étaient autres que du *mâchefer* qu'on lui aurait mis méchamment dans les yeux. Bientôt on se servit d'*autres alliages* et on s'amusait à lui jeter de la *poussière de cuivre et d'arsenic, de la cendre, de la terre.* A une époque plus tardive, elle aperçut *des roses enflammées, des éclairs, des pluies de feu, de grandes taches de sang dans lesquelles on jetait du mâchefer noir.* Elle attribue toujours ces sensations à des ennemis imaginaires ; elle n'a vu que deux fois des formes définies : une première fois, à l'Antiquaille, *des oiseaux noirs qui volaient autour de son lit,* et, l'autre jour, un *marmitaillon qui mettait des excréments…… dans sa soupe.*

b) Troubles de l'ouïe. — A peu près à la même époque où elle devint aveugle, la malade aurait eu des *roulements de tambour dans les oreilles,* elle entendait *siffler.* A l'Antiquaille, *les oiseaux qu'elle a aperçus ont chanté pendant toute la nuit autour de son lit.* Ici, on l'a changée de division, et depuis qu'elle est venue de la ferme à l'infirmerie, elle prétend être poursuivie par d'anciennes malades de la ferme qui l'insultent. Interrogée, sur ce qu'elle entend, elle se refuse à répondre, prétendant que ce sont des *saletés, des choses honteuses à dire et à faire.*

L'ouïe, du reste, est très bien conservée, et la malade, toujours à l'affût, entend les appréciations qu'on porte sur elle à voix basse autour de son lit, et s'empresse toujours d'y répondre avec beaucoup de vivacité et souvent beaucoup d'à-propos.

Nous avons vu que, dès son entrée à l'asile, les hallucinations

de l'ouïe ont été signalées ; ce sont même les seules, soit que les
autres aient passé inaperçues, soit que la malade n'en ait pas
parlé à cette époque.

c) Troubles du goût. — La malade prétend avoir été em-
poisonnée, et cela depuis plusieurs années ; c'est à l'Antiquaille
que la première tentative aurait eu lieu : *une sœur de service lui*
aurait fait prendre une soupe dans laquelle avaient trempé
des allumettes.

Depuis cette époque, il ne se passe pas une semaine sans que la
malade ne se plaigne vivement des malpropretés qu'on s'amuse à
mettre dans ses aliments. Un jour, *on a frotté son pain avec*
des excréments, un autre *on lui a fait prendre de l'arsenic,*
de l'arsenic vert, de l'arsenic en fleurs, de l'arsenic de sept
ans. La dernière fois qu'on l'a interrogée, *elle prétendait avoir*
été empoisonnée, le matin à huit heures, par de la crasse de
peigne, et, la veille, *on lui avait fait boire de l'huile épurée*
qui lui brûlait le gosier et le derr.....

d) Troubles de l'odorat. — Les sensations olfactives sont aussi
fréquentes chez cette malade que celles qui affectent les autres
sens; elles sont, en général, associées aux troubles du goût. *Quand*
la malade se croit empoisonnée par des allumettes, elle en
sent l'odeur en même temps que la saveur ; sensation bizarre
et que nous retrouvons presque chez tous nos malades, c'est
l'odeur des matières fécales qui poursuit le plus souvent cette
malheureuse.

Les sensations olfactives sont toujours de nature désagréable ;
malgré de fréquentes interrogations, la malade nous a toujours
déclaré qu'elle ne sentait que de mauvaises odeurs, *des charo-*
gneries, mais jamais de bonnes ; la même remarque est à faire
pour les sensations gustatives, les moins désagréables sont ou *fa-*
dasses ou *salées, jamais d'impressions sucrées, jamais de par-*
fums.

e) Troubles de la sensibilité générale. — La malade éprouve
des fourmillements dans les jambe; *ce sont d'autres malades qui*
sont venues la piquer avec un cent d'aiguilles.

Elle a des crises viscérales, *on l'a brûlée avec de l'huile épu-*

rée, avec du fumant, des acides, de l'arsenic, de la mort-aux-rats.

En dernier lieu, elle éprouvait des douleurs orbitaires et oculaires très intenses. Nous la trouvâmes très excitée et les yeux entourés d'un cercle de matière brunâtre; *la malade, sur notre demande, nous apprend qu'elle se frotte les paupières avec des matières fécales pour faire disparaître le mâchefer qu'on vient de lui mettre dans les yeux, et pour calmer les horribles souffrances que lui causent les pointes de fer rougies qu'on lui enfonce dans les yeux.*

En somme, la malade prend pour des persécutions toutes les sensations que l'évolution de la maladie peut déterminer chez elle ; *et comme, par le fait même de la maladie, ces sensations sont intermittentes, son délire subit également des rémissions* pendant lesquelles sa raison lui revient et *sa tristesse disparaît avec son délire.*

Malheureusement ces intermittences, fréquentes dans le début, sont de plus en plus rares ; elles sont de courte durée et depuis ces derniers mois il nous a été fort difficile de trouver un petit nombre de jours lucides. L'époque n'est pas lointaine où le délire deviendra de plus en plus diffus, et comme ces derniers jours, de nouveaux troubles sensitifs ont apparu, il y a tout lieu de croire que l'état physique et intellectuel de la malade ne fera qu'empirer.

Peut-on nous objecter que la malade n'est pas atteinte d'ataxie locomotrice progressive ?

Elle ne présente évidemment pas tous les signes somatiques du tabes. Ce n'est pas une *ataxique* dans le vrai sens du mot; elle n'a, en effet, jamais présenté aucun

signe d'incoordination motrice ni dans les membres inférieurs ni dans les supérieurs.

Quand elle veut bien se lever de son lit, ce qui est très
difficile à obtenir de son mauvais caractère, on constate
qu'elle marche sans hésitation et que les mouvements se
produisent strictement et simplement.

Elle n'est, du reste, pas maladroite, et, malgré sa cécité,
elle ne casse rien et mange proprement.

Mais si on observe son système sensitif ou sensoriel,
les symptômes ne manquent plus.

Elle est amaurotique et un examen ophtalmoscopique
a récemment confirmé les résultats que nous donnons au
début de l'observation; actuellement elle a très manifestement de l'atrophie blanche des deux papilles.

Elle a eu des douleurs fulgurantes dans les reins et
dans les membres inférieurs. Nous avons signalé de l'analgésie aux deux jambes et un peu d'anesthésie à gauche.

Mais, surtout, depuis quelque temps, la malade a des
crises viscérales, œsophagiennes, gastriques, intestinales
et anales, analogues aux symptômes similaires signalés
dans l'ataxie locomotrice progressive, et ces troubles de
la sensibilité générale, unis aux nombreuses impressions
sensorielles maladives qu'elle ressent deviennent pour
elle autant d'éléments propres à entretenir sa lypémanie
et son délire de persécution.

A eux seuls, les troubles sensoriels, constituent un
élément important de diagnostic, et c'est en grande partie
leur constatation qui fit porter à M. Pierret le diagnostic
d'ataxie fruste, incomplète, chez cette malade. Nous
pouvons donc publier hardiment cette observation en
nous appuyant sur la haute compétence de notre maître.

OBSERVATION IV

— Ph. Rey —

Homme, cinquante-cinq ans. — Ataxie locomotrice. — Incoor-
dination des mouvements. — Paralysie générale consécutive.
— Forme délirante ou maniaque. — Troubles sensoriels. —
Hallucinations, mélancolie, délire de persécution. — Mort,
autopsie.

Prev..., Louis, cinquante-cinq ans, employé, entre à Sainte-
Anne le 12 avril 1872. Ce malade était traité dans une maison de
santé où il a été délivré le certificat suivant : « Atteint de délire
maniaque avec idées incohérentes de grandeur ; il se croit en
possession de richesses immenses, il formule les projets les plus
fantastiques. *Il a des visions terrifiantes et pousse des cris au*
milieu de la nuit, il se jette hors de son lit. Les troubles de l'intelligence sont compliqués de désordres profonds et d'une date
déjà ancienne du côté de l'appareil locomoteur, ils sont sous la
dépendance d'une lésion étendue de la moelle et affectent depuis
quelque temps une marche ascendante assez aiguë. »

Ce malade n'avait jamais fait d'excès d'aucune sorte. Un frère
est aliéné ; un autre affecté de surdité. L'ataxie locomotrice pour
laquelle il a été traité dans divers hôpitaux a débuté il y a une
quinzaine d'années. Nous n'avons pas d'autre renseignement sur
le début et la marche de l'affection spinale.

C'est un an seulement avant l'entrée de P... à Sainte-Anne
qu'auraient éclaté les troubles intellectuels. Il a eu dans cette même
année *plusieurs accès caractérisés par du délire mélancolique*
avec excitation, hallucinations de la vue et de l'ouïe, et des
intervalles de calme et de lucidité.

Actuellement il se plaint de douleurs qui traversent les membres inférieurs comme des éclairs. La vue est affaiblie, sans troubles apparents; les pupilles sont inégales, la langue tremble en masse, la marche est extrêmement désordonnée. Le malade ne peut marcher qu'à l'aide d'une canne, projetant ses jambes à droite et à gauche, en fauchant et en frappant fortement le sol de son talon. Malgré ces troubles nous le trouvons rarement en repos, il ne cesse d'aller et venir dans la cour ou dans la salle.

P... est loquace, très satisfait, il se dit presque guéri de son ataxie. Il se rappelle avoir été très agité pendant les quelques jours qui ont précédé son entrée : « Il faisait, dit-il, des extravagances, *il voyait le diable dans la cheminée, il avait peur d'être arrêté, il croyait avoir des insectes sur le corps et il voulait brûler ses vêtements pour les chasser.* » Dans ses discours décousus et incohérents les idées ambitieuses dominent avec leur caractère d'absurdité : « Il a résolu un problème pour payer les dettes de l'État ; il veut se procurer des millions de milliards. » La parole est embarrassée; la langue tremble en masse.

27 avril. — Le malade est calme, satisfait, moins loquace. Sa mémoire s'affaiblit beaucoup. Il ne se rappelle pas avoir été dans une maison de santé avant son entrée à Sainte-Anne. Mêmes préoccupations ambitieuses ; il nous décore de plusieurs ordres; il veut aller chez M. Thiers porter des milliards.

Cet état ne change pas jusqu'au mois de novembre. A cette époque, *le malade devient silencieux, attitude mélancolique.* Il abandonne ses vastes projets. Pas de changement appréciable dans l'état physique. Les douleurs persistent dans les membres inférieurs. L'incoordination des mouvements est toujours très marquée.

Décembre. — De nouveau déliré et bruyant. Il va prendre des brevets, etc. Cet état persiste jusqu'au mois de mars 1873. A cette époque, il survient des accidents congestifs. Le malade a une attaque avec perte de connaissance, sans convulsions; elle dure près d'un quart d'heure. P... est très agité. Il marche constamment, à l'aide de sa canne, comme entraîné par une force irrésistible, ne s'arrêtant que pour *frapper sur des ennemis imaginaires qu'il ne cesse d'injurier.* Peu à peu il s'est affaibli, les jambes se sont paralysées, il a dû garder le lit. L'agitation persiste, *il crie à la garde, il veut fuir les bêtes qu'il voit courir sur son lit et qui le dévorent.* Quelques jours après il est de nouveau calme et satisfait, *il invite à boire des amis invisibles.*

17 juin. — Nouvelle attaque congestive ; mort dans le coma.

Autopsie. — La paroi crânienne ne présente rien d'anormal. Les méninges sont épaissies et adémateuses ; elles présentent, par places, des suffusions sanguines, surtout prononcées à droite. Les veines turgescentes et noires se dessinent à la surface du cerveau. La pie mère adhère à la substance cérébrale, et si on veut l'en détacher, on emporte les parties des circonvolutions qui restent comme ulcérées après l'ablation.

En faisant des coupes de la périphérie au centre pour arriver aux ventricules, on ne trouve aucune lésion circonscrite, ni hémorragie, ni ramollissement. L'épendyme est un peu épaissi. La paroi supérieure du ventricule latéral gauche présente des granulations.

A la base, on observe une teinte grisâtre des nerfs moteurs oculaires communs plus prononcée à gauche et une diminution notable de leur volume.

Dans le quatrième ventricule, on trouve des granulations au niveau du bec du calamus.

L'examen de la moelle montre des plaques cartilagineuses sur les membranes. La sclérose des cordons postérieurs est très manifeste. A la partie inférieure de la moelle, il y a même un commencement de sclérose de la partie postérieure des cordons latéraux plus prononcée du côté droit.

Les reins offrent une dégénérescence graisseuse manifeste. Le cœur a lui-même subi cette altération. L'aorte est stéatosée.

M. Rey consacre à cette observation les considérations suivantes :

« Nous devons noter chez un de nos malades (Obs. II) l'influence évidente des troubles de la sensibilité, fourmillements, picotements, propres à l'ataxie, sur la production d'hallucinations et d'interprétations délirantes analogues à celles qu'on rencontre si fréquemment chez les alcooliques.

« Chez ce malade, les symptômes ataxiques localisés aux membres inférieurs n'ont pas changé depuis son entrée à l'asile. La paralysie générale a eu une marche progressive assez lente : puis les accidents congestifs, l'affaiblissement musculaire qui en a été la conséquence immédiate, indiquent la prédominance de l'affection cérébrale sur la maladie de la moelle dont elle a abrégé le cours. »

Nous ajoutons à ces considérations la remarque suivante : Si l'observation de ce malade n'a pas la richesse de troubles sensoriels et sensitifs que présentaient les précédentes, elle nous apprend cependant qu'il a eu plusieurs accès caractérisés par *du délire mélancolique, avec excitation, hallucinations de la vue et de l'ouïe et des intervalles de calme et de lucidité*, et qu'à cette époque il était déjà atteint d'ataxie locomotrice depuis quatorze ans ; elle constate, en outre, que des phases mélancoliques avec idées de persécution et hallucinations ont succédé à des états mégalomaniaques.

Nous attribuons à des troubles sensoriels peu observés, cette alternative de délire dépressif et de délire expansif et nous faisons remarquer l'influence évidente du tabes qui, par ses poussées céphaliques, a modifié souvent chez ce malade la forme commune mégalomaniaque délirante de sa paralysie générale et lui a substitué une forme lypémaniaque et un délire de persécution.

OBSERVATION V

— PH. REY. —

Ataxie locomotrice. — Période d'état. — Sensations optiques, auditives, gustatives et troubles de la sensibilité générale faussement interprétés et provoquant des troubles intellectuels consécutifs, délire de persécution. — Depuis affaiblissement simple de l'intelligence et de la mémoire. — L'ataxie se généralise. — État stationnaire des troubles intellectuels.

D..., Godefroy, cinquante ans, entre à Sainte-Anne le 8 octobre 1874, venant de l'hôpital de la Charité. Il est atteint d'affaiblissement des facultés mentales avec confusion dans les idées.

Cet homme était maître d'école dans une maison bourgeoise. Il a été militaire pendant sept ans et n'a fait d'excès d'aucune espèce. Pas d'antécédents héréditaires, pas de maladies antérieures. Cependant, comme nous n'avons d'autres renseignements que ceux fournis par le malade, nous devons rester dans le doute à ce sujet.

En 1871, D... partit pour les États-Unis avec ses maîtres. Quelques mois après son arrivée, il eut des douleurs aux jambes, d'abord assez faibles, limitées, qui augmentèrent bientôt et gagnèrent la totalité des membres inférieurs. Il avait en même temps de la céphalalgie et parfois des vertiges. La vue se troublait.

Après un an de séjour en Amérique, il revint à Paris. Les douleurs étaient plus vives, affectant particulièrement le côté droit : la marche s'est embarrassée peu à peu.

Il a dû quitter son service, et, le 12 juin 1874, il entrait à l'hôpital de la Charité.

Peu après son entrée à l'hôpital, les troubles intellectuels ont éclaté, caractérisés par du délire de persécution, hallucinations de la vue et de l'ouïe, craintes d'empoisonnement. Il voyait la sœur de service lui enfoncer un stylet dans les membres; des animaux cherchaient à le mordre; on lui introduisait du poison dans la bouche. Cet état a nécessité son transfert à l'asile. Le malade ne s'est pas aperçu de ce changement, il n'en conserve pas le souvenir. Voici quel est son état depuis son entrée dans le service.

Les douleurs siègent aux membres inférieurs, plus fortes dans le côté droit; elles sont à peu près continuelles avec des exacerbations la nuit. Crampes et fourmillements aux pieds et aux mains; constriction en ceinture; affaiblissement de la vue; les pupilles sont égales, très contractées; les globes oculaires sont un peu saillants. Le malade est couché; il ne peut marcher sans un aide; la station verticale est très difficile. Nous l'avons vu faire quelques pas soutenu par un infirmier; la marche est désordonnée; il déjette fortement les jambes à la manière des ataxiques; ces troubles s'exagèrent pendant l'occlusion des paupières, et alors il perçoit mal la résistance du sol. Étant couché, il peut exécuter avec les jambes des mouvements très étendus et avec une certaine vigueur, mais ils manquent de précision. Nous ne trouvons rien de particulier aux membres supérieurs.

La sensibilité générale et tactile est à peu près intacte, ainsi que la sensibilité gustative et olfactive. L'excitation électro-musculaire provoque de la douleur et des contractions énergiques sur tous les points explorés. Les fonctions se font régulièrement. Le pouls est normal ainsi que la température. Les urines s'échappent involontairement sans provoquer de douleurs, elles ne contiennent ni albumine ni sucre. Les organes génitaux se sont progressivement affaiblis depuis le début de la maladie spinale.

L'état mental est caractérisé par de l'affaiblissement des facultés. Il ne reste aucune trace de l'excitation survenue à la Charité.

Février 1875. — Dans ces derniers jours, l'ataxie a eu quelques manifestations nouvelles ; les douleurs se font sentir aux membres supérieurs ; elles sont très vives aux épaules et surtout à droite. Le malade éprouve dans les parties affectées une sensation de raideur. Les mouvements commandés manquent de précision.

La sensibilité générale et tactile n'est pas notablement altérée. En outre, D... a eu quelques douleurs à l'estomac et des vomissements bilieux. L'état mental n'a pas changé.

L'observation qui précède nous montre un malade franchement ataxique et atteint au moment où il entre à l'hôpital, c'est-à-dire pendant une phase aiguë de sa maladie, d'un délire de persécution caractérisé par des sensations de la vue, de l'ouïe, du goût, et par des troubles de la sensibilité générale. Les sensations maladives font croire au patient qu'on veut l'empoisonner. La sœur du service lui enfonce un stylet dans les membres, des animaux cherchent à le mordre, etc.

Ce délire nous offre, comme dans les observations précédentes, ce caractère typique de disparaître avec les troubles sensoriels qui l'avaient provoqué. Le malade n'en conserve qu'un simple affaiblissement de l'intelligence et de la mémoire.

OBSERVATION VI

— Ph. Rey —

*Homme, quarante-trois ans. — Syphilis. — Ataxie locomo-
trice, période d'état, sensations optiques, auditives, gustatives,
faussement.interprétées et provoquant des troubles intellectuels
consécutifs. — Lypémanie anxieuse et délire de persécution.
Amélioration parallèle des deux maladies.*

Wilp..., Adolphe, quarante-trois ans, né à Kemfeld (Suisse),
commis libraire, entré le 3 novembre 1874, *atteint de délire
avec hallucinations et idées confuses de persécution, tentative
de suicide,* etc.

Ce malade s'est fait *arrêter lui-même pour un crime imagi-
naire;* il est dans un accès de *profonde mélancolie;* sa physionomie
exprime l'*inquiétude,* il ne cesse de s'agiter ; il pousse des gémis-
sements, tantôt s'*accusant de « faits impardonnables »,* tantôt
se défendant *des accusations portées contre lui ; des voix l'insultent, le calomnient, il se croit en prison.*

Malgré cet état délirant, la mémoire est intacte et nous obtenons
du malade lui-même les renseignements suivants :

Son père avait de fréquents vertiges ; il s'est suicidé à la suite
de mauvaises affaires ; sa mère est morte d'une affection cardiaque
et une sœur est morte d'une congestion cérébrale. A l'âge de quatorze à quinze ans, Wilp... a eu la fièvre typhoïde ; à vingt et un ans,
la variole ; *à vingt cinq ans, il contracta la syphilis. Il a toujours été sujet aux maux de tête.* Il se livrait ardemment à la
masturbation dès l'âge de sept ans. A trente ans, il part pour
Saint-Pétersbourg ; c'est dans cette ville, après sept ans de séjour,
que les premiers accidents ataxiques se sont manifestés, d'abord

par des secousses et par des picotements le long de la colonne
vertébrale, s'irradiant dans les cuisses ; puis par des douleurs
rapides et aiguës aux membres inférieurs. Un peu plus tard, il a
eu des crampes et des fourmillements à la plante des pieds et à la
face palmaire des mains. *Sa vue s'est troublée ; quand il lisait
les caractères se brouillaient; il avait aussi de la diplopie.*
C'est un peu plus tard que la marche s'est embarrassée; il manquait
d'assurance et il percevait mal la résistance du sol. A cette époque,
Wilp... avait conservé ses habitudes de masturbation, et de plus,
il voyait fréquemment des femmes. Au début de sa maladie spinale rien ne pouvait le satisfaire.

Tout d'abord, notre malade a suivi un traitement : bains sulfureux, douches froides, applications de l'électricité. Enfin, il
revient en France. A Paris, où il était depuis sept ans, après
quelque temps de repos dans sa famille, les symptômes ataxiques
s'amendent. Il a pu entrer dans une importante librairie où il a
été chargé de la correspondance étrangère jusqu'au mois de
juin 1874, avec quelques rares interruptions.

Pendant la guerre, les douleurs s'étaient aggravées ; la marche
était devenue plus difficile. Les rapprochements sexuels étaient
accompagnés de sensations douloureuses. En juin 1874, il a dû
quitter son emploi. Il s'est fait soigner dans un établissement
d'hydrothérapie, puis à l'hôpital Necker. A cette époque, Wilp...
était *déjà tourmenté par de prétendus actes d'improbité, il
était privé de sommeil ; il a fait deux tentatives de suicide.*

Voici maintenant son entrée à Sainte-Anne. *Les douleurs
sont vives* et lancinantes aux membres inférieurs ; elles atteignent
quelquefois les membres supérieurs ; *crampes et fourmillements
continus aux pieds et aux mains, et surtout dans les cavités
orbitaires.* La pression du doigt sur le trajet de la moelle, surtout
à la région lombaire, provoque de vives douleurs. *La vision est
altérée de diverses manières ; quand il fixe un objet, ou cet
objet lui paraît double, ou les contours s'effacent ; il prend
des formes fantastiques, ou bien il change de coloration. Le
soir surtout, il voit des taches noires courir sur le sol ou papil-
lonner dans l'air.* Les pupilles sont inégalement dilatées, et il

y a à gauche un léger prolapsus de la paupière supérieure. A l'ophtalmoscope, on voit les papilles un peu pâles, leur contour est irrégulier.

Les troubles de la motilité ne sont pas très accusés, le malade marche constamment et toujours très vite. Une fois lancé, dit-il, il lui est difficile de modérer son allure. L'incoordination des mouvements n'est surtout bien marquée que pendant l'occlusion des paupières et si l'on oblige le malade à marcher lentement. Aux membres supérieurs la motilité n'est pas altérée.

La sensibilité cutanée est intacte aux membres supérieurs; aux membres inférieurs, les divers moyens d'exploration sont perçus faiblement à la plante des pieds et de mieux en mieux à mesure qu'on se rapproche du tronc. La sensibilité tactile est conservée. Aux jambes, l'électricité est faiblement perçue et les contractions sont faibles. Aux cuisses ainsi qu'aux membres supérieurs, l'électricité est vivement perçue. La contraction des muscles est immédiate et énergique.

Wilp... se dit coupable des plus grands crimes. Il se croit en prison. Il prend ses compagnons de quartier pour des gens chargés de l'espionner. Dans l'un, il voit le commissaire de police, dans l'autre l'exécuteur des hautes œuvres. Il nous croit nous-même attaché à la police et chargé de découvrir ses pensées à l'aide du thermomètre.

On l'accuse d'avoir attenté aux jours de l'empereur de Russie; on l'appelle Prussien. La nuit, il est en proie à l'insomnie. Des images noires passent devant ses yeux et se transforment sans cesse. Il voit quelquefois des animaux autour de son lit. Il entend des bruits confus, souvent on prononce son nom.

23 novembre. — Le malade se plaint de maux de tête, siégeant à l'occiput. Il a eu quelques vertiges. *Les bourdonnements d'oreilles persistent.* Il éprouve parfois à la gorge un sentiment de constriction et de sécheresse. Au lit, il rejette ses couvertures: la chaleur suffit, dit-il, pour provoquer des érections et des pertes séminales.

9 décembre. — Panaris du pouce. Fièvre. Température au matin, 37°,4; p. 84; soir, 37°,5; p. 96.

Pas de changement dans les phénomènes ataxiques ni dans l'état mental.

10 décembre. — Matin 37°,3 ; p. 92; soir, 38°; p. 100.

Wilp... est habituellement constipé ; il se plaint que les aliments ont un goût « narcotique », et trouve un mauvais goût à ses cigares ; du vinaigre très fort mis sur sa langue lui parait être du vin blanc.

14 décembre. — *Nous trouvons le malade plus calme. Les bourdonnements d'oreilles ont cessé. Il n'a pas eu d'hallucinations depuis deux jours.* Cependant il est encore inquiet. Il s'attend à aller expier ses fautes. Les douleurs sont vives dans le doigt malade. En revanche, les douleurs ataxiques paraissent s'amender : elles sont localisées aux genoux; elles ont abandonné. les membres inférieurs. Les pieds et les mains sont toujours comme engourdis. Les troubles de la vue sont moins fréquents.

Les jours suivants, le panaris suppure modérément. La température est un peu au-dessus de la normale ; le pouls un peu fréquent. *Les symptômes ataxiques s'amendent sensiblement ; l'état mental a suivi une marche parallèle.* Wilp... sort dans cet état en mars 1875.

Nous pouvons voir, dans cette observation, un malade manifestement ataxique présenter des symptômes céphaliques, tels que troubles de la vue, diplopie, changement de coloration, taches noires papillonnant dans l'air, fourmillements intenses dans les cavités orbitaires ; bourdonnements dans les oreilles, maux de tête, altération du goût, etc., et nous voyons apparaître, en même temps que ces symptômes, les troubles intellectuels; le malade est atteint d'une lypémanie anxieuse et d'un délire de persécution fondé sur une fausse interprétation des diverses impressions maladives que lui transmettent ses organes des sens altérés par l'évolution du tabes.

Puis, comme dans les observations précédentes, nous

voyons le malade devenir plus calme, en même temps
que les bourdonnements d'oreilles cessent. Les hallucinations disparaissent, et les symptômes s'amendant sensiblement ; l'état mental suit une marche parallèle et le
malade peut sortir de Sainte-Anne très amélioré.

Il est à remarquer que ce malade a eu la syphilis
quelques années avant les premiers signes du tabes.
Nous avons déjà signalé cette diathèse dans les observations I et II.

OBSERVATION VII

— Ph. Rey —

*Homme, cinquante-neuf ans. — Syphilis. — Ataxie locomo-
trice ; incoordination des mouvements ; amaurose. — Sensations optiques, auditives, olfactives, gustatives et de la sensibilité générale faussement interprétées et provoquant des
troubles intellectuels consécutifs, lypémanie, délire de persécution. — Marche progressive des accidents ataxiques.
— Disparition complète du délire.*

Nev..., Jean, cinquante-neuf ans, employé, né à Saulieu (Côte-
d'Or), entré le 19 septembre 1874 et venant de l'hôpital Necker,
atteint *du délire de persécution avec hallucinations. On lui
faisait des misères, on se moquait de lui, on l'empêchait de
dormir ; il est ataxique et amaurotique.*

A son entrée, le malade est agité ; *il croit entendre ses parents et ses amis, on le tourmente, on se moque de lui, on lui
jette quelque chose à la figure, il refuse de manger et de
boire.*

Cet état n'a duré qu'une quinzaine de jours ; *le délire a totalement disparu*, l'intelligence est intacte ainsi que la mémoire. Nev... nous fournit lui-même les renseignements les plus exacts sur sa maladie.

Pas d'antécédents héréditaires, pas de maladie de l'enfance. Étant militaire, il a fait de fréquents excès de boisson, surtout en Afrique, où il buvait de l'absinthe. Il a fait aussi des excès de femmes. *En 1846, il contracta la syphilis. Il a eu des accidents secondaires.* En 1857, au Sénégal, il a eu un accès de fièvre pernicieuse et plusieurs attaques de rhumatisme articulaire. Pendant le siège, en 1871, chargé de diriger des travaux sur les fortifications, il est resté longtemps exposés à l'humidité. C'est vers cette époque qu'il a commencé à ressentir des douleurs d'abord légères, puis vives et lancinantes et qui des malléoles ont gagné progressivement les jambes et les cuisses. La motilité s'est rapidement altérée. En février, il avait déjà de l'indécision dans la marche et chancelait ; il a dû abandonner ses occupations. Dans la rue, le moindre obstacle lui causait des appréhensions insurmontables. *Il lui semblait parfois que le sol ondulait sous ses pas.* Les troubles de la locomotion ont fait de rapides progrès, et, six mois après le début des premiers accidents, il était obligé de marcher à l'aide d'une canne ; il jetait ses jambes en dehors ; *il percevait mal la résistance du sol.*

Ce n'est que deux ans après que *la vue s'est affaiblie. Il a eu de la diplopie.* L'œil droit a été le premier atteint ; l'œil gauche n'a été frappé que cette année. *La vue s'est affaiblie graduellement, et la cécité était à peu près complète, peu de jours seulement avant l'entrée du malade à l'asile.* Dès le début, Nev... a remarqué un affaiblissement des organes génitaux; il avait des érections impuissantes. Six mois après l'apparition des premiers symptômes, *il a eu des maux de tête, des bourdonnements d'oreilles ;* les forces se sont un peu affaiblies, surtout à droite.

Dès les premiers jours de sa maladie, Nev... a suivi un traitement. L'iodure de potassium et les bains sulfureux lui ont été ordonnés. Le 8 juillet 1871, il est entré à l'hôpital de Saint-Louis

où le premier traitement a été continué avec adjonction de l'électricité, puis remplacé par les douches froides et le nitrate d'argent
à la dose de 1 à 4 centigrammes. Après suspension de tout traitement pendant quelques mois, il a pris des capsules de phosphore
et de l'aconit. Plus tard, à l'hôpital de la Pitié, il a pris du bro-
mure de potassium. Enfin, en juillet 1874, il entre à l'hôpital
Necker où le délire a éclaté.

Actuellement, à part une constipation habituelle, les fonctions
sont régulières. Rien d'anormal du côté des poumons, du cœur et
des organes abdominaux.

La station verticale et la marche sont extrêmement difficiles.
L'incoordination des mouvements est manifeste. Quand le malade
sort ses jambes du lit, il le fait par un mouvement d'extension
brusque et rapide. Les mouvements commandés sont exécutés
avec une grande énergie, mais ils manquent de précision. Ces
troubles sont moins sensibles aux membres supérieurs ; pour
saisir un objet, il écarte démesurément les doigts.

Les douleurs sont à peu près constantes aux pieds et aux
jambes, sourdes et confuses, variant de siège et d'intensité.
Parfois des douleurs fulgurantes traversent les membres inférieurs dans toute leur longueur, toujours plus vives à droite. *Les
pieds lui semblent comme serrés dans un étau.* Aux membres
supérieurs, les douleurs n'ont paru que dans ces derniers temps ;
d'abord limitées à l'épaule et au bras droit, elles ont ensuite
gagné le côté gauche. *Les mains sont le siège de fourmillements
continuels, surtout à la pulpe des doigts.* Il a enfin quelques
douleurs et *sensations de constriction à la poitrine.*

La cécité est complète. Cependant, le matin, le malade distingue le jour, il s'exerce à compter les carreaux d'une fenêtre
placée en face de son lit ; mais, vers le milieu de la journée, il
tombe dans une obscurité profonde. *Il éprouve un sentiment de
pesanteur à la région sus-orbitaire, et des douleurs tantôt
aiguës, tantôt contuses, dans les yeux.* L'examen ophtalmoscopique nous a montré l'atrophie des deux papilles.

L'exploration de la sensibilité donne chaque fois les résultats
suivants : La sensibilité cutanée est très émoussée aux membres

inférieurs. A la plante des pieds, le contact des doigts n'est pas perçu, le chatouillement est perçu très facilement et détermine des mouvements réflexes. Les piqûres, le pincement, l'application du froid et du chaud sur la longueur des membres inférieurs éveillent lentement des impressions toujours faibles, surtout à à droite. Aux membres supérieurs, la sensibilité est à peu près normale. *La sensibilité tactile est altérée; il perçoit mal la forme et la consistance des objets placés dans ses mains. La sensibilité gustative et olfactive est intacte.* Le sentiment d'activité musculaire est altéré ; le malade n'a pas la pleine conscience de la direction de ses mouvements ; il ne s'aperçoit que ses jambes sont croisées que si elles ont un point de contact.

Le pouls est normal ainsi que la température. Les urines ne contiennent ni albumine ni sucre.

L'état mental était des plus satisfaisants, avant que le malade ait perdu la vue. C'est au moment même où la cécité a été complète que le délire a éclaté, affectant la forme lypémaniaque. Il se croyait traduit devant un conseil de guerre. Il assistait à toutes les phases d'un procès, il s'est entendu condamner à mort. On lui tirait des balles dans les jambes et dans les yeux. Il voyait ses pieds partagés à coups de hache. Il souffrait horriblement dans les parties ainsi mutilées. On lui faisait manger des excréments ; il en percevait l'odeur et le goût quand, malgré lui, on parvenait à lui faire prendre quelques aliments.

Cette période d'excitation n'a duré qu'une quinzaine de jours avec quelques intervalles de calme. Les troubles intellectuels ont disparu spontanément sans laisser aucune trace.

Mars. — Les douleurs ataxiques, qui s'étaient un peu amendées, sont plus vives aux membres supérieurs, surtout à l'épaule droite; elles sont continuelles, mais moins fortes aux membres inférieurs. Les troubles gastriques se sont manifestés par de l'inappétence, un sentiment de pesanteur et quelques crampes d'estomac. La constipation est opiniâtre. Le malade urine difficilement, avec efforts, sans douleurs. Les bourdonnements d'oreilles sont incessants. L'intelligence et la mémoire restent intactes.

Cette observation nous donne encore un exemple de l'intermittence du délire de persécution chez les ataxiques. Ce délire apparaît chez le malade au moment où la cécité a été complète, et se manifeste dès lors par des sensations optiques, auditives, olfactives, gustatives et par des troubles de la sensibilité générale. Le malade a refusé de manger et de boire, car il percevait l'odeur et la saveur d'excréments, sensation bizarre que nous avons déjà signalée souvent dans les observations qui précèdent.

Quand il n'existe pas de troubles céphaliques ou quand ils ne sont pas trop accusés, le malade conserve intactes son intelligence et sa mémoire.

Voici, du reste, les réflexions consacrées par M. Rey à cette observation ainsi qu'aux deux précédentes :

« Les malades ont eu de la céphalalgie, des vertiges, des bourdonnements d'oreilles plus ou moins longtemps avant l'apparition des troubles intellectuels. »

Et plus loin :

« Quand une affection mentale autre que la paralysie générale est venue compliquer la maladie de la moelle, nous avons pu observer les phénomènes propres à chacune d'elles et les rapports qu'elles ont présentés.

« Dans ces cas, l'ataxie et la folie envisagées séparément, ont suivi leur marche habituelle. De plus, *là où les deux maladies ont présenté des exacerbations et des périodes de calme, nous avons noté souvent un rapport direct entre les phénomènes ataxiques et les manifestations délirantes.* Ainsi le malade de l'observation V a eu une période d'excitation à son entrée dans les hôpitaux, c'est-à-dire à une période pour ainsi dire aiguë de l'affection spinale.

« Les observations VI et VII sont aussi remarquables à ce point de vue. Dans la première, nous voyons qu'à l'état aigu de l'affection spinale, correspond la plus grande activité du délire lypémaniaque ; les phénomènes s'amendent parallèlement et le malade est rendu à la liberté, sensiblement amélioré.

« Chez le malade (Obs. VIII), *l'explosion du délire coïncide avec la perte de la vision et l'intensité des douleurs. Nous voyons de plus chez lui une influence remarquable des troubles de la sensibilité sur les manifestations délirantes.* Le malade croyait qu'on lui tirait des balles dans les jambes ou dans les yeux. Il voyait ses pieds mutilés à coups de hache. On lui faisait respirer de mauvaises odeurs, manger des ordures. *Ce sont là évidemment des interprétations délirantes des divers symptômes ataxiques, douleurs aiguës ou térébrantes, altération de la sensibilité gustative et olfactive.*

« Chez ce malade, nous voyons les troubles intellectuels disparaître, les symptômes ataxiques s'étant amendés. Puis, l'intelligence restant intacte, la maladie spinale reprend sa marche progressive.

« Le malade (Obs. V), a présenté des troubles analogues pendant sa période d'excitation, puis les deux maladies ont eu une période de calme simultané ; enfin, l'état mental restant stationnaire, l'ataxie se généralise. »

Signalons, à notre tour, la syphilis qu'il a contractée vingt-cinq ans avant l'apparition des premiers symptômes d'ataxie locomotrice.

C'est la quatrième fois que nous avons constaté cette diathèse chez nos malades. (Obs. I, II, VI et VII.)

OBSERVATION VIII

Asile de Bron, service de M. le Docteur PIERRET.

Femme, quarante-six ans. — Syphilis. — Ataxie locomotrice progressive. — Troubles de la sensibilité. — Anesthésies. — Incoordination des membres supérieurs et inférieurs. — Crises viscérales. — Gastralgie. — Sensations olfactives et du goût. — Troubles de la sensibilité générale faussement interprétés et donnant lieu à des troubles intellectuels. — Lypémanie. — Délire de persécution alternant avec un délire mégalomaniaque. — Mort des progrès de son ataxie. — Autopsie. — Lésions du trijumeau et des nerfs olfactifs. — Sclérose des zones radiculaires postérieures.

Molliez, Élisabeth, femme Schmalz, lingère, quarante-quatre ans, domiciliée à Lyon, née à Oullins, mariée, entrée à l'asile de Bron, le 17 janvier 1880.

Observation prise à l'entrée de la malade.

On n'a aucun renseignement sur les antécédents héréditaires de la malade, son père et sa mère sont morts très âgés.

Elle a été réglée à seize ans ; la ménopause est survenue au début de l'affection, c'est-à-dire il y a neuf ans.

Il y a dix-huit ans qu'elle est mariée ; en 1863, c'est-à-dire peu de temps après son mariage, *elle a contracté la syphilis*, elle a été traitée à cette époque par le docteur Rodet.

Il y neuf ans, époque de la ménopause, la malade a éprouvé des douleurs très violentes, non localisées, qu'elle ne décrit pas d'une manière bien précise ; il est impossible, bien qu'on la mette sur la voie, de lui faire décrire les douleurs en ceinture ; cependant elle nous dit qu'à certains moments ces douleurs l'empêchaient de respirer. Ces douleurs survenaient brusquement par accès et s'irradiaient dans tous les membres. Ces accès duraient quatre on cinq heures et se produisaient indifféremment le jour et la nuit.

A cette époque, *la malade a éprouvé des troubles de la vision accompagnés de violentes douleurs de tête. Il y aurait eu un strabisme très accentué,* phénomène qui a disparu complètement plus tard.

La malade perdait ses urines et souffrait beaucoup lorsqu'elle essayait d'uriner volontairement; la constipation était opiniâtre et *la défécation s'accompagnait de violentes douleurs.* Disons tout de suite qu'elle ressent toujours ces douleurs. En même temps on a noté des symptômes du côté de l'estomac, *gastralgie, violentes crampes d'estomac souvent accompagnées de vomissements.* La malade raconte très bien que déjà, vers le début de l'affection, *elle a commencé à ne plus sentir le sol sous ses pieds;* pendant un an encore, elle a pu marcher en s'aidant de béquilles ; ensuite, la marche est devenue impossible.

Vers la même époque, *elle a eu de la paralysie du voile du palais ; la déglutition devint très difficile,* puis les aliments avaient de la tendance à passer dans les fosses nasales : ce phénomène a disparu depuis.

Actuellement on constate un amaigrissement considérable ; la malade gâte complètement.

On peut piquer fortement la plante des pieds sans que la malade éprouve la moindre douleur, et il est impossible de provoquer des mouvements réflexes en chatouillant la plante des pieds.

Sur le dos du pied, une piqûre paraît être ressentie avec un retard d'environ une demi-minute ; *la malade ne distingue pas l'application d'un morceau de glace de celle d'un corps un peu chaud.*

Si l'on fait replier les jambes de la malade, elle les croise et ne sait plus alors à quelle jambe on la pique.

L'incoordination des mouvements est très grande aux membres inférieurs. Les bras sont animés de tremblements presque continuels; cependant la malade porte assez bien ses mains à la partie de son visage qu'on lui indique. De la main gauche, la malade arrive quoique difficilement à porter un verre d'eau à moitié plein jusqu'à sa bouche; de la main droite, le même acte est impossible.

La main gauche paraît visiblement plus forte que la droite. Les muscles des jambes sont atrophiés mais inégalement; le pied est dans l'extension presque complète et en même temps tourné en dedans.

La pupille droite est un peu plus dilatée que la gauche, la langue un peu déviée à droite.

Œdèmes fugaces du bras droit. Ce phénomène s'est répété plusieurs fois.

Au point de vue de l'état mental, *la malade a tout d'abord un caractère très irritable; elle s'emporte à tout propos, crie et pleure; elle se plaint d'être la victime d'une foule de persécutions de la part des personnes qui l'entourent; elle a des accès de fureur pendant lesquels elle se jette hors de son lit, essayant de se frapper la tête contre la terre,* et l'on est obligé de l'attacher.

En même temps, *on constate un délire mégalomaniaque* bien manifeste. *Elle a un million que son fils qui est à Paris va lui remettre.* Elle va partir; *une des sœurs, très riche, va l'emmener dans une belle voiture; on l'enveloppera complètement dans du coton, et dans peu de temps elle guérira.*

Quelques jours après son entrée, son délire de persécution se manifeste avec une plus grande intensité; *ses persécutions étaient variées; elle croyait être empoisonnée par de l'acide sulfurique, on la rouait de coups pendant la nuit, on venait lui brûler les jambes, on lui introduisait un fer rouge dans le rectum; elle sentait aussi de mauvaises odeurs imaginaires, mais n'avait pas conscience de l'odeur de la salle des gâteux où elle se trouvait.*

Les deux certificats de huitaine et de quinzaine portent les indications suivantes: « *Ataxie locomotrice progressive, lypémanie, hallucinations diverses. Délire mixte de persécution et mégalomaniaque.*

5 février. — Il y a quelques jours, on a constaté l'apparition sur les jambes de petites phlyctènes; cette éruption paraissait symétrique, occupant des deux côtés la partie antérieure de la jambe, un peu au-dessous de l'articulation du genou, la malléole interne et le dos du pied ; ces bulles crèvent et laissent à leur place une croûte jaunâtre entourée d'une zone rouge.

18 février 1880. — Du côté des yeux, pas de chute de la paupière. La pupille droite est un peu plus dilatée que la pupille gauche. Pas de strabisme bien net ; il semble, pourtant, que l'œil gauche ait une tendance à se dévier en dehors et il n'est peut-être pas impossible que la paupière gauche ne soit un peu plus tombée que la droite.

La langue est tirée assez régulièrement. Un peu déviée à gauche. Quand la malade parle, on ne reconnaît pas d'ataxie bien nette des muscles des lèvres.

Membre supérieur gauche : un peu d'œdème de la face dorsale de la main commençant au-dessus du poignet et occupant toute la région des extenseurs ; pas d'œdème de la paume. L'articulation du poignet est libre, pas de craquements. L'index est dans un état de demi-flexion de la deuxième phalange sur la première. Avec beaucoup d'effort, on arrive à le redresser légèrement. Le maximum de l'effort se porte sur le métacarpien correspondant.

L'extension du pouce est difficile. Rien aux autres doigts. Les mouvements d'extension et de flexion de l'avant-bras sur le bras se font avec une certaine régularité et une certaine force. Lorsqu'on dit à la malade d'étendre le poignet, le pouce se met dans la flexion et l'adduction.

Les mouvements de pronation et de supination paraissent un peu faibles. La malade a conservé assez de force pour serrer la main, mais sa contraction musculaire ne persiste pas.

Bras droit : la malade accuse elle-même un peu de difficulté à le mouvoir.

La main s'ouvre difficilement. Il se produit de temps en temps de petits spasmes. Les doigts sont dans la demi-flexion. L'extension de la première phalange sur le métacarpe se fait régulièrement surtout pour le petit doigt. Les autres phalanges sont dans la demi-flexion.

Force musculaire conservée en partie dans les fléchisseurs de l'avant-bras, mais notablement diminuée dans les extenseurs.

Incoordination motrice assez nette dans les deux bras ; seulement, pour le bras droit, les mouvements intentionnels s'accompagnent d'une sorte d'oscillation évidemment engendrée par les adducteurs et les abducteurs du bras.

Jambes croisées dans une position étrange dont la malade n'a pas conscience.

Le mouvement de flexion du pied se fait incomplètement. Il y a là une insuffisance motrice très nette. D'ailleurs, à la façon dont les membres se meuvent, il est facile de voir qu'il y a là une inégalité entre les groupes musculaires. De temps à autre, certains groupes musculaires sont pris de petits mouvements qui entraînent une flexion du pied, par exemple, sans que ces mouvements soient balancés par la contraction antagoniste des extenseurs.

La malade meurt, le 16 mars, des progrès de son ataxie. *Autopsie faite le 18 mars,* par M. Pierret.

Rien à noter sur le pericrâne, ni sur la calotte crânienne; la dure-mère ne présente pas de lésion caractérisée ; toutefois, il semblerait que, dans l'espace qui est autour de la dure-mère, à droite, il y ait des traces d'inflammation chronique caractérisée par une sorte de *feutrage* peu marqué.

Au niveau des circonvolutions frontales, plutôt à droite qu'à gauche, quoique des deux côtés, on trouve un épaississement hyalin de l'arachnoïde viscérale et des espaces sous-arachnoïdiens. Cet état se continue quoique à un degré un peu moindre au niveau des circonvolutions pariétales.

En examinant la protubérance, on reconnaît qu'il existe *une atrophie très manifeste du trijumeau gauche ; le nerf est aplati, d'une coloration gris rose* qui contraste avec la forme et la couleur du trijumeau du côté opposé, qui n'est pas lui-même complètement sain et a une petite coloration grisâtre.

En examinant les régions postérieures du bulbe, on reconnaît l'existence d'une sclérose des zones radiculaires postérieures qui correspond d'ailleurs exactement à une sclérose du même côté dans la moelle.

Du côté des tubercules quadrijumeaux, on trouve un épaississement avec pigmentation et adhérence assez résistante de la pie-mère qui revêt ces deux organes. A l'œil nu, il est impossible de distinguer rien de très catégorique au niveau de l'aqueduc de Silvius; on pourrait toutefois noter une légère coloration grise du tiers supérieur des pédoncules cérébraux proprement dits.

L'examen du quatrième ventricule à l'œil nu ne fait rien reconnaître de particulier au niveau des différents noyaux apparents du trijumeau, mais il faut noter que du coté gauche le pédoncule cérébelleux intérieur paraît plus aplati que du côté droit.

L'examen attentif du cervelet ne démontre aucune lésion manifeste, si ce n'est un peu d'épaississement des méninges.

En examinant les nerfs olfactifs des deux cotés, on les trouve sensiblement indurés et leurs racines ont pris une coloration grisâtre et sont recouvertes par une méninge épaisse. De plus on constate que cette méningite localisée s'est continuée sous la corne d'Ammon. Au point de vue de l'état des circonvolutions occipitales proprement dites, elles paraissent tout à fait saines à l'œil nu, sauf une vascularisation très fine ayant entraîné par places de petites suffusions hémorragiques.

Pas d'épaississement dans l'épendyme ventriculaire, pas de petits papillomes. L'examen des circonvolutions frontales, pariétales et occipitales démontre, dans les premières et les dernières, l'existence de petits points qui, à la coupe, présentent une coloration d'ocre pâle.

En cherchant les deux ganglions de Gasser, on trouve que, des deux côtés, il y a une sorte de petite logette dans laquelle est un peu de liquide œdémateux qui paraît séparer le ganglion de Gasser du rocher. Le ganglion gauche paraîtrait plus gros que le droit.

En examinant les muscles du membre inférieur gauche, on en trouve, surtout à la partie postérieure, qui ont une coloration aune. Ils sont d'ailleurs très œdémateux.

Les nerfs périphériques paraissent plutot plus volumineux, particulièrement le médian, à droite.

Escarre considérable au sacrum.

Pieds dans l'extension forcée.

Emphysème pulmonaire surtout au sommet gauche. Quelques adhérences anciennes du sommet droit avec quelques cicatrices qui ont pu être des tubercules anciens. Quelques petits fibromes de la plèvre au sommet droit. Pas de lésions graves du poumon. Pas de tubercules sensibles.

Cœur assez volumineux. Péricardite ancienne ; plaques laiteuses au niveau de l'oreillette droite. Hypertrophie du ventricule gauche liée vraisemblablement à un retrécissement de l'aorte. Pas de lésion de la mitrale ni des valvules sygmoïdes de l'aorte. Athérome (ou *syphilis*) de l'aorte. Cœur droit aminci, sans lésion ; artères de moyen et de petit calibre.

On trouve l'aorte avec une coloration rosée pour le fond. Quelques points violacés, d'autres de coloration ocre clair ; d'autres, enfin, constitués par de petites ulcérations avec pourtour d'une coloration ocre clair, mais le centre relevé par un pigment noir. On sent des épaississements, surtout au niveau de ces points.

Reins, volume normal ; la capsule surrénale entraîne une partie de la couche corticale ; pas de pigment, mais dégénérescence graisseuse probable des tubes contournés.

Estomac un peu ardoisé. La coloration est persistante et tient au dépôt de substances colorées dans le tissu conjonctif sous-muqueux périglandulaire.

Foie avec coloration ardoisée.

L'examen microscopique confirme les données acquises à l'œil nu et sera publié à part.

Cette observation est intéressante à plusieurs titres.

Elle nous montre d'abord une malade atteinte d'ataxie locomotrice ; les troubles de sensibilité et les désordres locomoteurs ne laissent pas de doute à cet égard.

En outre, chez cette femme, les phénomènes intellectuels ont en quelque sorte l'aspect d'une folie circulaire. La malade passe successivement par un délire expansif, puis par un délire dépressif ; mais elle ne

présente pas cette marche régulière avec les intervalles
de lucidité qu'on trouve habituellement dans cette forme
d'aliénation mentale. Le fonds de son délire est, en réalité, un état mégalomaniaque; mais, comme nous l'an-
noncions dans notre préambule, l'apparition des symptômes céphaliques joints aux troubles de la sensibilité
générale sont, même pour cette femme déjà aliénée,
l'objet d'une fausse interprétation qui modifie, par suite,
ses idées et change momentanément la nature de son
délire.

Ajoutons que l'autopsie révèle des altérations du
trijumeau et du nerf olfactif que l'état mental et les
troubles sensoriels de la malade devaient déjà faire
prévoir.

Notons enfin que la malade était syphilitique bien
avant l'apparition des premiers symptômes du tabes.
Nous constatons, pour la cinquième fois, cette diathèse
chez les malades dont nous publions les observations
(Obs. I, II, VI, VII, VIII), et cette coïncidence ne peut
pas être passée sous silence.

OBSERVATION IX

Hôtel-Dieu, service de M. R. Tripier. — Asile de Bron, service de M. Pierret.
— Hospice du Perron, service de M. Colrat.

Homme, cinquante ans, ataxique depuis trente ans. — Incoor-
dination motrice des membres supérieurs et inférieurs.
— Cécité par atrophie papillaire. — Sensations optiques,
auditives, olfactives, gustatives et troubles de la sensi-
bilité générale faussement interprétés et ayant amené des
troubles intellectuels. — Lypémanie. — Délire de persécu-
tion avec rémissions. — Coexistence d'un délire mégalo-
maniaque actuellement disparu. — Marche progressive
et parallèle des troubles intellectuels et des symptomes
ataxiques.

Philippe Giraud, né à Artas (Isère), demeurant à Lyon, pro-
fession de tisseur, âgé de quarante et un ans, entré le 15 mars 1875
à l'Hôtel-Dieu de Lyon, salle Saint-Charles, n° 72, service de
M. le docteur Raymond Tripier, avec le diagnostic de « sclérose
des cordons postérieurs ».

Voici l'observation recueillie à cette époque et obligeamment
remise à M. Pierret par M. Tripier.

Rien du côté du père et de la mère. Un frère et une sœur ont
eu des attaques de rhumatisme, une sœur est affectée d'angine
de poitrine; le malade a fait quelques excès alcooliques
dans sa jeunesse, jamais d'excès vénériens. Il n'a pas eu la
syphilis.

Comme antécédents pathologiques, le malade dit avoir été, à
l'âge de onze ans, privé pendant deux mois de sa raison. A l'âge
de vingt et un ans, il a eu la variole. Il fait remonter à près
de vingt ans les premières manifestations de son affection

actuelle. Dès cette époque, *il dit avoir ressenti très fréquemment des crampes dans les muscles de la jambe, crampes accompagnées de picotements et de douleurs lancinantes.* Ces sensations revenaient par paroxysmes à des époques très irrégulières et plus ou moins rapprochées. C'est surtout depuis douze ans qu'il les a senties d'une manière continue. En 1865, le malade vit tout à coup sa jambe droite devenir le siège de nouveaux accidents. La cuisse s'œdématie, le genou offrait un point lésé ; *l'articulation devint douloureuse ;* le malade se souvient que le médecin y trouva un épanchement ; l'articulation n'était pas rouge, mais douloureuse au toucher ; il n'y avait aucune réaction générale ; l'articulation coxo-fémorale était également prise, mais à un moindre degré. En même temps, *les douleurs reparurent,* mais, très violentes, *elles partaient de la région lombaire et s'irradiaient dans toutes les directions, se faisant sentir principalement dans les membres,* surtout celui du côté droit. En même temps, la jambe droite était agitée par de violents soubresauts musculaires qui ne laissaient aucun repos au patient. Cet état de choses dura un mois ; les symptômes s'amendèrent, mais il resta dans le genou des craquements et une raideur qui empêchèrent la marche pendant huit mois.

A la même époque, apparurent des douleurs en ceinture qui, chaque fois qu'elles se montraient, produisaient de la diarrhée, symptômes qui durent encore. Cet état resta stationnaire pendant trois ans.

Il y a six ans, le redoublement des douleurs fulgurantes et un commencement d'incertitude dans la marche firent envoyer le malade aux eaux d'Aix. Il y resta vingt-cinq jours et son état y empira beaucoup.

Les symptômes qu'il présente aujourd'hui sont surtout accusés depuis deux ans. C'est à cette époque que remonte l'incertitude dans la marche et l'impossibilité de progresser sans le secours de la vue.

Les symptômes d'incoordination ont été, après les douleurs, les premiers à se montrer. Les troubles de la sensibilité musculaire paraissent remonter au mois de novembre dernier. C'est à cette époque que le malade commença à perdre ses jambes dans son lit. *Les troubles de la vue ont débuté au mois d'août dernier; il n'y avait jamais eu d'amblyopie, de diplopie, ni d'insensibilité aux couleurs. L'acuité a diminué peu à peu. Le malade a eu souvent des mouches volantes.*

A la même époque, les douleurs fulgurantes ont peu à peu disparu. Les douleurs en ceinture ont persisté, accompagnées de diarrhée chaque fois qu'elles apparaissaient. En même temps, *le malade éprouvait de temps à autre de violentes douleurs pongitives dans le rectum;* ces douleurs arrivaient subitement, ne duraient qu'un temps très court et étaient très pénibles.

Depuis deux ans, le malade urine difficilement et attend un moment assez long depuis l'impulsion volontaire et la sortie du jet d'urine; il y a également de la constipation. Du côté des organes génitaux, il a remarqué depuis deux ans une frigidité prononcée; il a eu depuis cette époque quelques pollutions sans sensation voluptueuse et presque sans s'en apercevoir.

L'ouïe serait peut-être un peu moins fine qu'avant sa maladie.

Aujourd'hui le malade éprouve les mêmes symptômes à un degré très marqué. *La vue est totalement abolie; les douleurs en ceinture existent*, mais moins fréquentes. De temps à autre, *quelques douleurs rectales.* Les douleurs fulgurantes ont disparu.

La sensibilité au toucher et la douleur persistent, mais leur perception est retardée. En outre, le malade sent qu'on le touche, mais sans pouvoir préciser exactement le siège de la sensation. Il y a un peu d'hyperesthésie et une piqûre d'épingle produit une douleur qu'il ressent longtemps après avoir été touché. La sensibilité réflexe semble un peu accrue.

La marche est impossible sans le secours d'aides qui portent plutôt qu'ils ne soutiennent le malade. Les jambes sont violemment projetées en haut et en dehors et retombent sur le sol qu'elles frappent avec le talon. Le malade n'avance presque pas, il trépigne sur place et a le tronc renversé en arrière. Le sens musculaire est complètement perdu, le malade perd ses jambes dans son lit, ne sait quelle place elles occupent l'une par rapport à l'autre. L'énergie de la contraction musculaire est restée intacte.

Il n'y a pas de troubles cérébraux.

Le malade sort dans le même état au bout de six mois, le 6 septembre 1875.

Nous le perdons de vue pendant quatre ans. Il a vécu pendant ce temps avec sa femme. C'est pendant cette période que les troubles intellectuels ont dû se déclarer chez lui, car il entre le 2 octobre à l'asile de Bron, sur le certificat du docteur C..... Ce certificat constate que *Giraud est atteint d'hallucinations perpétuelles qui lui représentent son frère comme assailli par des assassins, et lui-même, comme victime de voleurs imaginaires. Ces hallucinations le portent à pousser des cris stridents et déchirants qui tiennent en éveil pendant toute la nuit tous les habitants de sa maison et ceux des maisons voisines. Il fait des tentatives pour frapper, après les avoir injuriées toutes les personnes qui se trouvent à sa portée et menace sa femme de l'étrangler.*

Trois certificats des médecins de l'asile constatent chez lui, à différentes reprises, *un délire partiel lypémaniaque caractérisé par des idées de persécution et des hallucinations de la vue et de l'ouïe.*

Voici, du reste, son observation prise à l'asile :

Giraud, quarante-sept ans, ataxique et persécuté.

Père mort subitement, mère asthmatique, pas nerveuse.

Six ans de service à Cherbourg, au 83ᵉ de ligne ; à cette époque (vingt et un ans), petite vérole, séjour de soixante jours à l'hôpital.

Il travaillait le soir régulièrement, ne buvait pas.

Il a senti des douleurs en 1856, au camp de Boulogne, dans le bas des jambes ; elles venaient par lancées, lui faisaient manquer le pas. Il ne pouvait pas suivre le serre-file. Les douleurs étaient séparées par des intervalles de huit à quinze jours.

Congé temporaire en 1857 ; les douleurs le reprennent l'hiver, l'empêchent de marcher ; il prétend s'être soulagé en mettant les pieds dans un four.

Pas d'incoordination.

Il rentre au service et y reste jusqu'en 1861. Il a toujours vécu
dans les camps.

*En 1865 -66, il commence à ne plus sentir le sol, son pied
droit marche sur du coton.* La jambe gauche n'a été prise
qu'en 1866. Il a eu des craquements dans le genou droit ; la cuisse
a enflé ; il avait des contractures dès qu'il cherchait à marcher.

Parfois de la diplopie transitoire, qu'il corrigeait facilement
par un peu d'attention ; il est donc très probable que certains
muscles seulement étaient pris et très peu ; *actuellement il est
aveugle.*

*Petit à petit et sans souffrances, il aperçut des étincelles,
des étoiles éclatantes ou encore des plaques vertes, jaunes et
rouges, mais il croit que ce sont des physiciens qui agissent
sur lui.*

*A la même époque, les oreilles ont commencé à sonner; il a
eu des bourdonnements.*

Le délire du malade est très curieux :

D'un caractère tantôt jovial, tantôt extrêmement difficile, il se
croit en butte à des persécution sans nombre.

*Un physicien notamment lui fait éprouver toutes sortes de
sensations, lui affaiblit la vue, lui fait voir des couleurs variées. On lui passe, la nuit, des tisons devant les yeux.*

*D'autres fois on s'amuse à lui faire passer des excréments
sous le nez.*

Ses aliments sont remplis d'acide sulfurique, de fumant,
et, en fait, il paraît avoir quelquefois des crises gastriques.

*La nuit, des gens malintentionnés lui lardent les jambes de
coups de canif,* etc.

Au milieu de ce délire de persécution et de la colère que lui
causent ces persécutions variées, *on distingue nettement quelques conceptions mégalomaniaques.* C'est alors que le malade
devient presque jovial. D'un air narquois il pose des questions in-
solubles au médecin et y répond lui-même d'une façon extrava-
gante. *Il est attendu tous les jours, au dehors, par son frère
qui le mènera promener dans une voiture à deux chevaux.*
Il réclame alors sa sortie et *déclare ne rien craindre pour*

l'avenir, sa famille ayant de la fortune. En réalité, il est réduit à la mendicité. Sa femme le retire dans le même état, le 15 décembre 1879, après deux mois et demi de séjour à l'asile.

Un an après, il rentre à l'Hôtel-Dieu, le 7 décembre 1880, dans le service de M. Daniel Mollière, pour une fracture de cuisse avec issue du fragment supérieur. La fracture se consolide rapidement.

De là, il a dû rentrer dans un service de médecine deux mois après son accident, car, à la date du 2 février 1881, nous retrouvons sur l'observation de 1875 de M. Tripier la mention de cet accident, et un état actuel de son affection spinale.

Voici cette dernière partie de l'observation :

Salle Sainte-Jeanne, n° 7. — *2 février 1881.* — Le malade rentre dans le service. Il s'est fait une fracture de la cuisse, etc. *(ut supra).*

Actuellement il a perdu la vue d'une façon absolue. Il ne peut pas marcher du tout, il perd ses jambes dans son lit, n'a pas la notion de leur position.

Il présente des troubles des membres supérieurs, ne peut manger seul, portant sa cuiller tantôt à son nez, tantôt à son menton. La force musculaire est généralement diminuée d'une façon notable. Cependant il manœuvre plus facilement la jambe gauche que la droite, qui a été le siège de la fracture. *Les douleurs fulgurantes, survenant par crises, sont beaucoup plus violentes que jamais ;* elles s'irradient surtout dans la jambe droite, amènent des soubresauts du membre.

A cette époque, les facultés intellectuelles du malade étaient fortement atteintes. L'observation ne fut malheureusement pas prise sur ce point; mais prévenu par M. Pierret, M. Tripier constata plusieurs fois devant les élèves l'existence et les caractères du délire. Il conserva, en outre, une lettre écrite par le malade à l'hôpital, et dans laquelle son état mental se dévoile complètement.

Voici cette lettre dictée par le malade :

« Le 12 août 1879, un grand bal fut donné par une société de jeunes gens, Grande-Rue-de-la-Guillotière, n° 113. En ma qualité de concierge de la maison, je fus invité à y assister ainsi que M. le docteur Cr..... habitant le 1ᵉʳ étage de ladite maison ; *il y fut insulté en musique et le refrain de vive voix :* Sur ma plainte, procès-verbal fut dressé par M. le Docteur Cr....., tous les assistants de ce bal au nombre de 513 environ furent contraints de me payer une amende ; la somme totale se montait à 150.000 francs, qui furent payés et encaissés par M. Cr....,. qui, désirant s'approprier cette somme, s'associa avec les membres de la Compagnie de vérification des soies. En conséquence, ils résolurent de me faire passer comme ayant dérobé 3 paquets de soie de 2 kᵒˢ chaque fois, 6 kᵒˢ en tout, au préjudice de mon patron, M. Buffet, qui savait parfaitement bien que cette soie lui avait été rendue par moi, mais qui, ne voulant pas se mettre en désaccord avec ces Messieurs, les laissa dire; quelques jours après, M. Cr..... m'ayant aperçu faire des signes de croix par un vasistas donnant de ma chambre aux appartements de ce dernier, comprenant qu'ils auraient beaucoup de peine à prouver ma culpabilité prit avec ces Messieurs une nouvelle décision, il me fit payer la somme de 130.000 francs de dommage-intérêts, m'ayant lui disant servi d'hommes d'affaire à cette occasion : Je lui abandonnai la somme de 30.000 francs. Ne se trouvant pas suffisamment rétribué, il rendit la somme à la Compagnie, différentes sommes lui furent alors offertes par cette dernière et à différentes époques. Au 7 septembre 1879 il avait reçu 600.000 francs. Il disait toujours agir en mon nom ; à cette époque, je m'en allai passer quelques jours à la campagne avec ma belle-sœur ; ces Messieurs m'y suivirent, en arrivant ils s'installèrent chez un voisin de ma belle-sœur ; vers le soir, étant resté seul à la maison, et séparé seulement par une cour de la résidence de ces Messieurs, ils ne décessèrent de me faire des menaces, m'offrant de me payer à la condition que je leur abandonnerai la moitié de la somme, me disant que si je refusais ils m'étrangleraient. Cela dura jusqu'à une heure à laquelle ils se retirèrent chez un autre voisin ; ils essayèrent encore de me menacer par la fenêtre ; j'ai pour témoin M. Val..., chef d'usines à Givors.

« Le lendemain, vers 3 heures de l'après-midi, M. le docteur, le meneur de toute cette affaire, remit à une personne dont le nom m'échappe les 600.000 fr., lui disant, pour me les faire apporter (ce qui n'était pas vrai du tout). — M. Vor..., l'un des membres de la Cie s'empara de 6.000 francs, M. Val..., présent à ce moment voulant s'interposer à ce gaspillage reçut de M. Vor..., force insultes et, qui plus est, deux coups de poings ; ma femme étant revenue me chercher, je revins à Lyon ; tous m'y suivirent, M. Cr...., en tête ; là les menaces recommencèrent de nouveau, il offrit 100.000 francs à qui parviendrait à me faire disparaître par n'importe quel moyen.

« Ils ont trouvé un individu qui avait absolument *la même voix que mon frère, ils firent semblant de l'assassiner un soir,* dans un jeu de boules attenant à la maison ; ils pensaient qu'attiré par ses cris, j'irais à son secours ; là alors ils m'auraient assassiné : Cela dura jusqu'à fin 7bre.

« *Ils firent répandre dans ma chambre de l'acide chloral et du fumant à seul fin de m'empoisonner.*

« D'après un complot tramé par M. Cr..., on me conduisit à l'hospice de l'Antiquaille où il répondit de me faire mourir, m'ayant fait mettre dans une salle de vingt-deux lits, dont cinq seulement étaient occupés par de vrais malades, les autres l'étant par des moutons, c'est-à-dire des agents chargés de me faire mourir.

« M. Cr...., ainsi que toute sa société, étaient également à l'Antiquaille, pour se distraire, ils jouèrent au jeu de plat ; ma tête, M. Sôr..., la gagna huit fois, *et l'empoisonnement a continué pendant deux mois et demi* que je restai là-haut.

« De nouveau rentré chez moi, les hostilités recommencèrent, *ils faisaient empoisonner ma soupe à l'aide de la dynamite.* — A partir de cette époque, ils employèrent un nouveau genre de supplice, qui consistait en un *verre transparent à l'aimant du fluide électrique, avec l'aide duquel ils me firent éclater la jambe droite.*

« Je retournai de nouveau à la campagne ; ils m'y suivirent encore, continuèrent de me faire souffrir à l'aide de leur nouvelle découverte ; ils offrirent des sommes fabuleuses pour me faire assassiner, ayant fait parcourir la ville par le sieur Var..., à seule fin de me faire critiquer par tout le monde, et tâcher de découvrir des personnes de mauvaise foi, voulant bien se charger de me faire de faux témoignages. Sachant que S. M. la reine d'Angleterre me protégeait, ils résolurent de lui écrire des lettres abominables sur mon compte ; mais fort heureusement, de ce côté ils échouèrent complètement : cette dernière, instruite de ce qui s'était passé, condamna la Compagnie des Soies à me donner tout ce qu'elle possèdait soit 1.100.000.000.000 ou onze cents millards. »

Nous avons tenu à joindre cette lettre à l'observation de notre malade, car elle dépeint très bien le délire mixte dont il est affecté, délire s'affirmant et par des conceptions mégalomaniaques et par des idées de persécution fondées surtout sur les troubles sensoriels et sur les phénomènes douloureux développés chez lui par l'évolution de son tabes.

De ce dernier séjour à l'Hôtel-Dieu, Giraud passa à l'hospice du Perron ; c'est là, dans le service de M. le docteur Colrat, que nous avons pu l'observer nous-même.

Il entre au Perron au mois de juillet 1881, salle Saint-Lazare, n° 7. L'observation prise à son entrée nous donne encore un nouvel état de la maladie ne différant pas sensiblement des précédents.

Notons pourtant le renseignement suivant :

A vingt-huit ans, le malade ressent dans les jambes un froid intense, il se brûle les talons dans un four sans s'en apercevoir.

Aujourd'hui le malade ne peut presque plus remuer les jambes la marche est impossible. La sensibilité tactile et à la température est presque abolie. *Les crises gastriques sont très fréquentes.*

Les membres supérieurs ont été, il y a quelques mois, atteints d'abord de fourmillements, puis de faiblesse telle que le malade ne pouvait manger seul.

Depuis huit ans, cécité complète, démence, idées fixes.

11 juin 1882. — Peu d'appétit, force conservée, sensibilité diminuée. Douleurs fulgurantes. *Délire de persécution ; c'est l'électricité qui le poursuit et qui lui procure ces douleurs fulgurantes. Il n'accuse plus d'ennemis personnels. Pour le guérir, il faudrait « l'opposition de l'électricité ». Cette électricité le travaille depuis 1879.*

Constipation. Ataxie des membres inférieurs très marquée. *Il prétend qu'il marcherait s'il y voyait.*

Au moment où nous l'interrogeons, il est dehors, assis au soleil, dans un fauteuil et ne souffre pas, il nous accueille très bien et répond facilement à nos demandes; ce n'est qu'à la fin qu'il s'excite un peu.

Tout d'abord, il nous raconte, que toutes ses souffrances lui sont causées par l'électricité; ces jambes ont éclaté plusieurs fois par l'électricité que le docteur Cr.... lui lançait à travers les trous qu'il avait fait à sa chambre.

Tous ces phénomènes douloureux, douleurs fulgurantes, fourmillements, crises gastriques, douleurs circumorbitaires sont le résultat des piles électriques que le docteur Cr. fait avec son corps.

Sur notre insistance, il rappelle ses souvenirs, laisse là l'électricité pour un moment et nous raconte tous les troubles sensoriels qu'il a éprouvés dans le cours de sa maladie.

Il voit des couleurs flamboyantes, des cercles de feu, des fusées et d'autres fois des boules noires ou des taches d'encre entourées de rouge et de vert ; il a vu son frère qu'on a assassiné dans un jeu de boules.

Il a été empoisonné plusieurs fois et avec bien des poisons différents ; mais il les reconnaît tout de suite au goût.

L'arsenic a un goût d'huile salée ; le cuivre un goût de métal ; le vert de gris est amer, salé ; le phosphore sent le soufre. Les acides le brûlent : on se sert tantot de fumant, tantot d'acide sulfurique ou encore de chloral, de la poudre à canon mélangée avec de la dynamite.

On lui a fait sauter plusieurs fois l'estomac ces derniers jours.

On lui fait passer des eaux d'égout sous le nez ; quelquefois on est plus malpropre encore, c'est de l'urine de vache, de la fiente d'oiseaux, des excréments qu'on lui introduit dans le nez, souvent même on lui en a fait prendre dans ses repas.

L'ouïe est moins affectée : *il a quelquefois des bourdonne-*
ments, mais n'entend pas d'injures ; cependant, *il a reconnu*
plusieurs fois la voix de son frère qui l'appelait pendant que
ses assassins le tuaient.

Il a donc, en somme, des troubles sensoriels dans tous les organes
des sens, ainsi que des troubles de la sensibilité générale. *Il y a*
de plus intermittence dans ces sensations, et au moment où
nous lui parlions, c'était avec ses souvenirs qu'il nous répondait ;
mais il n'éprouvait rien à ce moment de ce qu'il nous racontait.

Nous n'avons pas pu découvrir chez lui de conceptions
mégalomaniaques, et depuis longtemps, paraît-il, il n'en aurait
pas manifesté. *Par contre, son délire de persécution devient*
de plus en plus intense. Les rémissions sont rares, et il est presque
uniquement absorbé par le souci que lui cause l'électricité du docteur Cr..., contre lequel il a souvent proféré des menaces de mort.

On nous reprochera, peut-être, la longueur de cette
observation et les répétitions qui doivent forcément s'y
trouver, mais il nous était difficile de choisir parmi tous
les renseignements que nous avons pu recueillir sur cet
intéressant malade. Nous avons préféré donner dans leur
ensemble la série d'observations prises dans ses passages
successifs à l'Hôtel-Dieu de Lyon, à l'asile de Bron et à
l'hospice du Perron.

Nous y trouvons cet avantage de voir peu à peu les
troubles intellectuels faire leur apparition avec les troubles sensoriels.

C'est au moment où le malade est devenu aveugle
que son délire a éclaté en affectant une forme lypémaniaque, tous les troubles de sensibilité générale, et
tous les signes céphaliques, tels que troubles de la vue,
de l'ouïe, du goût, de l'odorat, etc., étaient réunis à cette
époque dans l'évolution de son tabes et concouraient à

faïré naître dans son esprit des idées fausses sur la nature et l'origine des souffrances et des sensations qu'il
ressentait.

Les rémissions qu'il a éprouvées au lieu de lui laisser
l'intelligence intacte ont été marquées par des conceptions mégalomaniaques, qui, à un certain moment,
paraissent avoir tenu une grande place dans son esprit.
La lettre que nous publions en est un exemple. Cependant,
même à cette époque, les troubles des sens et de la
sensibilité générale entretenaient toujours chez ce malade
un délire spécial de persécution (crainte d'empoisonnement, etc.) très nettement accusé à la fin de sa lettre.

La dernière fois que nous l'avons vu, et depuis quelque
temps déjà, ces conceptions mégalomaniaques avaient
disparu, pour faire place au délire de persécution, sous
l'influence d'une nouvelle évolution céphalique du tabes.

L'origine de ce délire mégalomaniaque nous préoccupe
vivement. Devons-nous l'attribuer à la paralysie générale ? Le malade, longuement observé et par plusieurs
médecins n'a jamais présenté de signes assez certains
pour conclure à un délire paralytique.

Sa mémoire est intacte, son élocution très rapide et
sa parole bien articulée. On n'a jamais signalé chez lui
de phénomènes congestifs, et les troubbles moteurs, s'il
en existe, sont cachés par l'ataxie des mouvements.

Ne peut-on pas admettre plutôt que le délire de
persécution primitif du malade a pu devenir diffus, se
compliquer peut-être de véritables hallucinations et
engendrer ainsi une nouvelle forme d'aliénation mentale ?

CHAPITRE IV

DIAGNOSTIC

§ 1. — Si nous rapprochons nos observations des cas analogues que nos recherches historiques nous ont permis de citer, nous constituons un groupe de faits très nets et assez nombreux pour pouvoir affirmer l'existence d'un état mélancolique ou même lypémaniaque et d'un délire de persécution spécial aux tabétiques.

Définir exactement ce délire ne semble pas chose facile ; ses symptômes sont, en effet, très variés et ses manifestations nombreuses; mais son origine unique, sensitive, est un élément caractéristique qui nous permettra de tenter cette définition.

7

Le délire du tabes est un délire de persécution, uni à un état lypémaniaque, à forme rémittente, apparaissant en général avec les troubles céphaliques du tabes et disparaissant avec eux, caractérisé par des sensations anormales de la vue, de l'ouïe, du goût, de l'odorat, du toucher, jointes à des troubles de la sensibilité générale et viscérale, uniquement dus à l'évolution anatomique de la lésion, et faussement interprétés par le malade.

Il est à peine nécessaire d'ajouter que si, le plus souvent, nous avons trouvé tous les organes des sens altérés, des cas ont pu cependant se présenter où l'altération de quelques-uns seulement de ces organes avait suffi pour faire naître les troubles intellectuels chez un sujet préalablement disposé par les phénomènes douloureux de sensibilité générale.

§ 2. — LE DIAGNOSTIC du délire tabétique peut reposer sur quatre caractères principaux :

1° *La nature des hallucinations* (?).

2° *La réalité des troubles sensitifs et sensoriels.*

3° *La concordance de tous les troubles intellectuels due à l'identité de la lésion.*

4° *L'intermittence du délire.*

Ces caractères sont essentiels, c'est-à-dire qu'ils appartiennent au délire tabétique, mais n'appartiennent qu'à lui. Nous ne les trouverons, en effet, dans aucune autre forme délirante.

1° *Nature des hallucinations.* — Le premier point est assez délicat ; nous avons annoncé, au début de notre travail, que nous nous servirions du mot hallucinations, quitte à en discuter plus tard la réalité et la valeur ; le moment est venu de le faire.

L'hallucination serait, d'après quelques auteurs, un trouble psycho-sensoriel, caractérisé par la croyance à une sensation perçue au moment où l'exercice du sens n'a été déterminé par aucune excitation extérieure.

Est-ce le cas dans le délire des tabétiques ? S'il n'y a pas une impression périphérique, il y a du moins une impression liée elle-même au développement du processus inflammatoire et reposant sur une réelle excitation : on ne peut donc pas dire qu'il y a hallucination.

S'agit-il d'une illusion ?

L'illusion est l'interprétation *erronée* d'une sensation réellement perçue.

Un aliéné qui, ayant un furoncle à la jambe, s'imagine qu'on la lui brûle avec un appareil électrique a une illusion.

L'illusion peut se rapporter à une sensation normale ou morbide.

Or, chez nos ataxiques, il y a toujours une interprétation fausse d'une sensation réellement perçue; mais cette sensation, au lieu d'être produite par un objet extérieur, prend naissance ou dans les origines périphériques ou dans les ganglions de première ou de seconde élaboration des nerfs sensoriels ou sensitifs. Il est donc plus logique d'admettre que les sensations délirantes éprouvées par les ataxiques forment une variété d'illusions.

Remarquons que les illusions et les hallucinations existent très rarement isolées chez les persécutés. A ce titre, les tabétiques n'échappent pas à la règle ; il est donc possible de rencontrer chez ces malades de véritables hallucinations ; toutefois il est difficile d'en juger.

2° *Réalité des troubles sensitifs ou sensoriels.* — Le

second caractère du délire des tabétiques est très impor-
tant. Il n'existe, en effet, que très rarement dans les délires de persécution, *sine materiâ*.

L'ataxique qui se plaint d'être empoisonné, qui sent des odeurs répugnantes, dont les membres sont frappés à coups de hache, criblés de coups de canif, dont l'estomac et les intestins sont brûlés par les acides, etc., souffre réellement tous les tourments qu'il accuse.

Les troubles de sensibilité constituent le fonds de son délire. Il est facile, pendant les intervalles lucides, de constater l'existence de ces phénomènes douloureux ou pénibles, et l'on voit toujours leur exacerbation entraîner la récidive des troubles intellectuels.

Si, au contraire, on interroge un persécuté ordinaire, ou paralytique général, le délire a un tout autre caractère. On a volé les vêtements du malade, on nuit à sa réputation, on lui a enlevé un membre, on veut l'empoisonner; mais ce n'est pas souvent qu'il déclare avoir déjà été empoisonné. On a fait des tentatives, on en fera encore, mais il est rare qu'il accuse le fait accompli avec l'énergie convaincue du tabétique, etc. Il se plaint sans motifs.

Le tabétique, au contraire, souffre réellement, et c'est dans cette loi de souffrance vraie qu'il faut chercher la raison d'être de la concordance de ses troubles intellectuels.

· 3° *Cette concordance des troubles intellectuels* chez les tabétiques délirants, nous l'avons toujours vérifiée quand nous interrogions nos malades.

Toutes leurs idées se rapportent à un point de départ unique, les troubles de la sensibilité générale et les troubles sensoriels. Excepté les malades chez lesquels

nous avons constaté la coexistence d'un état mégalomaniaque simple, antérieur au délire de persécution ou
dû à une paralysie générale intercurrente, nous n'avons
jamais pu faire délirer nos tabétiques en dehors de leurs
idées de persécution effectuée, s'étant déjà réalisée par
des tourments qu'ils avaient parfaitement endurés.

Il est, au contraire, facile de guider un paralytique
général ou un lypémaniaque dans leurs manifestations
délirantes. Par exemple, l'idée qu'ils sont persécutés
provoque souvent chez les aliénés la pensée qu'ils en
valent la peine. On peut donc les faire passer très facilement d'une idée de persécution à une idée de grandeur
et de satisfaction. Rien de tel n'existe chez les tabétiques.

Cette concordance des idées délirantes tient à l'*identité de la lésion*. C'est là le plus important de tous les
caractères du tabes, c'est sur lui seul que repose notre
travail, c'est donc lui qui doit couronner l'ensemble de
preuves que nous avons déjà essayé de donner.

Chez tous nos malades nous admettons l'existence du
pocessus tabétique dans les organes des sens ou dans les
nerfs de la sensibilité générale que les troubles sensoriels,
viscéraux, cutanés ou autres nous font soupçonner d'être
atteints par l'affection.

L'autopsie de la femme Schmaltz et celles que nous
avons signalées dans notre historique ne peuvent pas
laisser de doutes à cét égard.

Cette lésion toujours identique, quant à son origine,
n'existe que dans l'ordre de cas que nous avons présentés.

L'idée de rapporter les manifestations délirantes des
sens ou de la sensibilité générale à des lésions patholo-

giques est loin d'être nouvelle. La thèse de Ritti [1] est
encore récente; mais, s'il signale dans trente-deux observations des altérations de la couche optique toutes les
fois qu'il y a hallucination ou illusion, il n'a jamais trouvé
un caractère indélébile à ces altérations. Il note des colo-
rations grise, violacée, rougeâtre, etc., des foyers de ra-
mollissements, des lacunes, etc., mais jamais de lésion
systématisée, et un grand nombre des lésions indiquées
par lui se rencontrent chez des malades qui n'ont jamais
eu d'hallucinations. C'est, au contraire, en s'appuyant sur
la loi d'*évolution* du tabes que M. Pierret a été conduit
à rechercher l'influence de ce processus pathologique sur
l'état intellectuel des tabétiques.

Il y a donc à trouver dans cette voie des cas analogues,
et particulièrement, si le temps nous l'avait permis, nous
aurions cherché des observations de maladies nerveuses
ayant amené par leurs localisations anatomiques des
troubles intellectuels.

4° *Intermittence du délire*. — Le caractère des phénomènes sensitifs ou sensoriels du tabes est de ne frapper
que par intervalles. Les douleurs fulgurantes n'ont qu'un
moment. Les douleurs en ceinture, les névralgies circum-
orbitaires, etc., offrent toujours des rémissions. Les troubles
céphaliques obéissent à la même règle et nous avons pu
constater dans toutes nos observations la marche parallèle des symptômes tabétiques et des phénomènes intellectuels.

Cette intermittence peut se rencontrer dans d'autres
délires, mais jamais elle ne présente la régularité ni sur-

---

[1] Ritti, *Théorie physiologique de l'hallucination.* Paris, 1874.

tout l'uniformité de celle qu'on observe dans le délire de persécution des tabétiques.

La réunion des quatre caractères que nous venons d'étudier nous permettra bien plus facilement de faire le diagnostic du délire tabétique d'avec les délires analogues qui pourraient coexister avec l'ataxie locomotrice pro-gressive.

§ 3. — *Diagnostic différentiel avec la paralysie générale à forme mixte.*

Il serait facile de nous objecter que les malades dont nous publions les observations étaient des paralytiques généraux à forme dépressive, atteints d'ataxie locomo-trice progressive et rentrant par conséquent dans la caté-gorie des tabétiques délirants étudiés par Baillarger. Sans nous prononcer absolument sur la réalité d'un développement parallèle et individuel du tabes et de la méningo-encéphalite diffuse chez le même sujet, nous ferons remarquer que l'existence d'états lypémaniaques indépendants de la paralysie générale était déjà affirmée avant notre travail. Nous avons signalé dans notre his-torique plusieurs auteurs allemands, et, en France, M. Rey, qui ont déjà reconnu la coexistence d'états mélancoliques et d'excitation maniaque avec le tabes en dehors de la paralysie générale. Ce point-là n'est donc pas douteux.

Mais nous aurions pu nous tromper dans notre dia-gnostic. Eh bien! chez tous les malades que nous avons observés, nous pouvons nous appuyer sur deux ordres de signes, les symptômes somatiques et les symptômes intellectuels, pour affirmer que nous n'avions pas à faire à des paralytiques généraux.

En effet, nous n'avons jamais constaté le tremblement de la parole. Les malades, au contraire, la plupart du temps, s'exprimaient avec beaucoup de volubilité quand ils voulaient bien raconter leurs persécutions ; ils avaient la répartie très prompte, n'estropiaient pas et ne cherchaient pas leurs mots.

Si nous avons signalé, entre autres chez Carme (Obs. II), un tremblement des lèvres et des muscles de la face, nous croyons pouvoir les attribuer aux paralysies partielles de ces muscles, décrites par M. Pierret dans l'ataxie.

Les phénomènes pupillaires si fréquents dans la paralysie générale ont aussi fait défaut.

Les troubles ataxiques de la paralysie générale primitive ne sont pas du tout les mêmes que ceux qui existent chez les tabescents ; ils sont plus passagers, plus mobiles, et, en outre, ils n'augmentent pas d'intensité par le fait de l'occlusion des paupières. A ces différents titres, ils ne ressemblent pas du tout à ceux que nous avons trouvés chez nos malades.

Le mâchonnement, le grincement des dents, la fièvre, etc., et bien d'autres signes nous ont toujours fait défaut.

Quant aux troubles de sensibilité d'anesthésie, d'hyperesthésie, aux névralgies généralisées, aux troubles du sens musculaire, aux hallucinations et aux phénomènes optiques et auditifs, ils ne présentent jamais dans la paralysie générale l'*acuité* ni surtout l'*ensemble* et la *régularité* que nous ont oeffrts les observations de nos malades.

Signalons encore la MARCHE et la DURÉE des deux

affections, et nous trouverons là un élément de diagnostic bien caractéristique. Nos tabétiques sont tous malades depuis vingt ans au moins, quelques-uns comptent même de plus nombreuses années de souffrances et ont atteint un âge avancé. On n'a jamais vu de paralytiques généraux, surtout avec un délire dépressif, se défendre aussi longtemps que nos tabétiques contre l'envahissement et la marche incessante de leur affection. Cette différence profonde dans la marche et dans la durée des deux maladies est un des symptômes les plus propres à les distinguer.

Les troubles intellectuels sont aussi très tranchés.

En premier lieu, signalons la mémoire qui reste presque toujours parfaite chez nos tabétiques : ce sont eux-mêmes qui ont donné la plus grande partie des renseignements sur leur affection et jamais nous ne les avons vu, comme les paralytiques, chercher leurs mots sans parvenir à les trouver.

Les formes délirantes s'éloignent beaucoup du type de délire de persécution que nous avons décrit. En dehors du délire expansif, on rencontre plusieurs variétés de délire dépressif dans la paralysie générale.

Le plus souvent on a affaire à *de l'hypocondrie*. Le paralytique se croit malade, il lui manque le cœur, l'estomac, etc. Il est mort depuis longtemps et dit : « *cela*, » en parlant de sa personne. Ces conceptions délirantes entraînent souvent de fâcheuses conséquences. Les malades refusent de manger sous le prétexte qu'ils n'ont plus de bouche, etc. Nous n'avons jamais trouvé cette forme de délire dans nos observations.

Les paralytiques peuvent encore présenter des délires

lypémaniaques très variés : *Du délire mélancolique avec agitation, avec stupeur,* avec *idées religieuses,* quelquefois avec *idées de persécution,* mais alors le délire n'est pas systématisé et en quelque sorte restreint comme chez nos tabétiques. Dans d'autres cas c'est un délire *d'indignité ou de pauvreté* [1], ils se prétendent ruinés, refusent de manger parce que les vivres sont trop chers, de se coucher pour ne pas avoir à payer leur lit, de se vêtir parce qu'ils n'ont pas les moyens d'acheter des vêtements, etc.

Toutes ces formes dépressives sont loin de ressembler au délire de persécution systématique du tabes. La confusion paraît donc difficile entre notre tabétique délirant et un ataxique paralytique général et nous sommes très portés à croire que, dans quelque cas douteux, on a pu poser le diagnostic de paralysie générale à forme dépressive, pour des formes frustes de tabes avec délire de persécution.

§ 4. — *Diagnostic avec la lypémanie et le délire de persécution sine materia.* — On peut encore nous objecter que nous avons pris pour un délire spécial *un état lypémaniaque ordinaire avec des idées de persécution survenant, sans relation de cause à effet, chez un tabétique.*

Il existe trop de différences dans l'allure d'un persécuté, suivant qu'il est tabétique ou non, pour ne pas reconnaître la forme particulière du délire du tabétique persécuté.

En effet, le persécuté non ataxique se plaint d'être séquestré dans les asiles ; il prétend qu'on le retient arbi-

---

[1] A. Voisin, *Traité de la Paralysie générale des aliénés.* Paris, 1879.

trairement, il fait des protestations pour être rendu à la liberté, il écrit des lettres à l'autorité pour demander sa sortie, il connaît les ennemis qui le retiennent, etc. En somme, il est persécuté plutôt moralement que physiquement, et son délire a un caractère un peu général.

Rien de tout cela ne se voit dans nos observations; nos persutéécs ne songent qu'à une seule chose, leurs souffrances, ils n'ont pas d'ennemis désignés, ou rarement, et dans ce cas, c'est toujours une personne qui a eu des relations avec eux et non pas « le président de la République, les Prussiens ou les Jésuites, etc... », ou d'autres personnes qui leur soient absolument inconnues ; ils ne demandent pas à sortir, et si on cherche à les soulager, ils se confient volontiers à ceux qui leur montrent de l'affection ou de l'intérêt.

Enfin ils ont des moments très lucides, quand ils ne souffrent pas, et il est curieux de voir combien, à ces moments, ils sont embarrassés si on leur rappelle leurs idées délirantes ; ils refusent alors, le plus souvent de répondre à ce point de vue, mais se laissent interroger sur leurs phénomènes douloureux et sensoriels et c'est dans ces intervalles qu'on peut ainsi faire le diagnostic du tabes indépendamment du délire.

§ 5. — *Diagnostic avec la folie sensorielle.* — Il est encore une forme délirante qui se rapproche de notre délire et qui pourrait coexister avec un tabes, la folie sensorielle. Comment la distinguer des manifestations sensorielles qui donnent, en partie, naissance au délire de persécution des tabétiques ?

Si, chez beaucoup de malades lypémaniaques, c'est un groupe quelconque de troubles sensoriels qui prédomine

(sensations digestives, respiratoires, génitales, etc.,
qui ne sont pas toujours pénibles ou douloureuses), il en
est, en effet, d'autres chez qui toute sensibilité, quelle
qu'elle soit, est profondément altérée. C'est là, si on veut,
la véritable folie sensorielle ; mais le caractère propre de
cette folie sensorielle est que toute sensation, tant normale que pathologique, est profondément défigurée par
le délire.

Il faut reconnaître, et cela est bien naturel, que la folie
sensorielle ressemble beaucoup, par certains côtés, au
délire des tabétiques. Nous publions ici une observation
de Christian, prise dans son *Mémoire sur la mélancolie*
(Paris, 1876). Nous l'avions déjà signalée dans notre historique. Christian, qui paraît ne pas avoir remarqué les
faits de M. Rey, la range d'abord au nombre des folies
sensorielles, puis finit par reconnaître l'ataxie locomotrice
chez son malade ; mais il ne voit pas la relation de cause
à effet entre le délire et l'ataxie, si bien qu'il place cette
observation au milieu d'autres bien différentes. Au lieu
de considérer, à son exemple, cette observation comme
type de folie sensorielle, nous la classons absolument
parmi les nôtres.

Observ. XX, p. 92. — *Paralysie des extrémités inférieures. —
Amaurose. — Délire de persécution. — Idées ambitieuses.
— Tendance au suicide. — Illusion est hallucinations
multiples.*

C..., commis aux écritures, né à Paris en 1834, célibataire,
entré le 30 mars 1874. Tout ce que nous savons de ce malade,
c'est qu'il a mené une vie très irrégulière, qu'il a subi une condamnation (?), et qu'en dernier lieu, il était sous la surveillance
de la police. Au mois de janvier 1871, il avait été recueilli dans

un hospice, parce qu'il était aveugle et paralysé. En mars 1874, il donna des signes évidents de folie. *Il se plaignait qu'on lui fît respirer et manger du soufre, avaler de la quinine et des excitants qui lui portaient le sang à la tête et le mettaient en érection*, etc. Il était devenu violent, et, avec le bâton qui lui servait à se conduire, il frappait autour de lui.

D'une constitution grêle, d'un tempérament lymphatique, C... portait, au moment de son entrée, un vaste abcès en suppuration au au côté droit du cou ; cet abcès durait depuis quelques mois (scrofules ?). La paralysie des membres inférieurs est complète ; C... ne peut se tenir debout ; *en marchant, il jette les pieds en dehors*, mais ne parvient pas à leur faire quitter le sol ; *il faut le soutenir sous les deux bras*. Les membres supérieurs ne sont pas atteints. — *La cécité est complète, elle remonte à trois ans.* — Le crâne est remarquablement aplati à sa face postérieure, et cependant C... est intelligent, il s'exprime bien, et à la conversation on reconnaît qu'il a dû recevoir une éducation littéraire soignée ; il parle plusieurs langues.

Sur l'origine de sa maladie, C... ne donne que des détails confus. Cependant, à force de l'interroger, de varier les questions, j'ai fini par apprendre que *les premiers symptômes se montrèrent du coté des jambes ;* qu'il y a déjà six ans, *il y ressentait des douleurs violentes passagères ;* qu'*il y a trois ans, il devint aveugle.* De sorte que *la maladie me paraît avoir débuté par une ataxie locomotrice progressive suivie d'amaurose*, et le délire ne serait venu qu'en dernier lieu ; telle est du moins l'hypothèse la plus probable.

C... est tourmenté par des hallucinations continuelles qu'il cherche à dissimuler avec le plus grand soin. Mais quand il est trop tourmenté, il s'irrite, frappe autour de lui et lance contre ses ennemis tout ce qui lui tombe sous la main, assiettes, etc. Quand il voit qu'il est impuissant à se venger, il tourne sa fureur contre lui-même, se frappe la tête contre les murs, cherche à s'étrangler avec sa cravate. Un jour, il essaya de se crever les yeux avec une pierre, puis avec le manche de sa cuiller.

Il est persuadé qu'il est ici dans un Conservatoire de mu-

sique, et qu'on le fait passer ici par une série d'épreuves, après lesquelles *il sera le plus grand musicien du monde, qu'il éclipsera Mozart et Beethoven. On le fait siffler ou chanter* du matin au soir, et il ne peut pas s'en empêcher. *Ceux qui le persécutent et qu'il ne veut pas nommer, mais que nous connaissons bien, le traitent cruellement ; ils le frappent, lui serrent la gorge, lui coupent la respiration ;* ce sont eux qui, *par des machines électriques, lui enlèvent la vue et la possibilité de marcher, car il n'est ni aveugle ni paralysé.*

Les mouches viennent-elles le tourmenter, c'est encore une manœuvre de ses ennemis qui les apporte près de lui et les place sur son visage. *Et ce ne sont pas des mouches naturelles, ce sont des mouches magiques ; il le sent à la façon dont elles le chatouillent.* Un jour que je lui piquai le front avec une épingle : « Ah ! dit-il, voilà les Anglais qui brûlent Jeanne d'Arc ! »

C... a bon appétit ; depuis son entrée, sa santé physique est bonne. *Les illusions les plus singulières tourmentent ce malade;* il est regrettable qu'au lieu de divulguer ses sensations, il mette, au contraire, un soin extrême à les dissimuler. Par quelle singulière association d'idées en vint-il à parler de Jeanne d'Arc alors que je lui piquais le front ?

Cette observation rentre absolument dans le groupe que nous publions.

Ce malade a des sensations morbides du goût, de l'odorat, de l'ouïe et probablement de la vue.

Il a de très nombreux troubles de la sensibilité générale, des fourmillements, des constrictions du gosier, des douleurs des membres, des hyperesthésies cutanées, et toutes ces impressions fournies par la sensibilité générale ou par les sens sont autant d'éléments propres à entretenir son délire de persécution.

Notons encore deux réflexions :

Les troubles mégalomaniaques ne pourraient-ils pas

être dus à des hallucinations auditives? le malade se croit dans un Conservatoire de musique, etc..., il peut entendre des sons..., sur cette sensation, son esprit peut bien s'égarer et enfanter des conceptions délirantes.

En second lieu, le malade a subi une condamnation et au moment où on l'a observé, il était encore sous la surveillance de la police ; il est regrettable que les renseignements s'arrêtent là, car M. Christian constate qu'il avait reçu une éducation littéraire soignée. Ne peut-on pas supposer, si c'était un homme bien élevé, que c'est sous l'influence de son évolution tabétique et par suite de son délire de persécution qu'il a pu être amené à commettre le fait qui a motivé sa condamnation ? .

Nous avons à peu près laissé de côté jusqu'à présent la coexistence des phénomènes mégalomaniaques et des troubles intellectuels tabétiques ; nous l'avons cependant constatée chez plusieurs de nos malades et l'observation de Christian nous en donne encore un exemple.

Ne peut-on pas admettre qu'une méningo-encéphalite secondaire a pu se développer sous l'influence de l'évolution du tabes et amener ainsi consécutivement, comme dans la paralysie générale, l'apparition de troubles mégalomaniaques.

L'autopsie de la femme Schmalz (Obs. VIII) confirme cette hypothèse et si nous rappelons la fréquence de la diathèse syphilitique chez nos malades, n'est-ce pas encore ajouter une probabilité de plus à la possibilité d'évolution de cette méningite?

Dans ce dernier cas, il est à peine nécessaire de dire qu'on peut attendre les meilleurs effets du traitement mixte. — Le tabes, du reste, n'est pas incurable, même simple, sa marche peut, en effet, s'arrêter, et cela arrive spontanément; encore à plus forte raison si on le soupçonne d'être uni à la syphilis.

Mais en dehors d'un tabes syphilitique qu'on doit traiter spécialement ou d'une intermittence spontanée d'un tabes simple accompagné de délire existe t-il une méthode thérapeutique qu'on puisse appliquer à la guérison de la lypémanie et du délire de persécution chez les tabétiques?

§ 6. — Du traitement, nous ne pouvons dire qu'un mot. Le délire de persécution, chez les tabétiques, n'est pas une affection essentielle, c'est un symptôme.

Dès lors, pas de traitement qui puisse directement être appliqué aux troubles intellectuels. Combattez la lésion, supprimez la cause ou ralentissez sa marche, c'est là le seul moyen thérapeutique à employer dans le traitement de la folie du tabes. Tout au plus, chez des malades énergiques et suffisamment instruits, expliquez ou prévenez même l'étonnement et bientôt le trouble et la douleur qui apparaîtront avec les symptômes céphaliques, par la prédiction de la marche envahissante et fatale de la maladie. Encore serait-il dangereux de manier cette arme à deux tranchants et de jeter dans une hypocondrie que justifierait la crainte de l'avenir un malade qu'on voudrait arracher à la menace perpétuelle d'une redoutable et douloureuse folie.

APPENDICE

CONSIDÉRATIONS MÉDICO-LÉGALES

SOMMAIRE. — § 1. Appréciation de la responsabilité des tabétiques délirants. — § 2. Appréciation de leur capacité civile.

§ 1. — Une déduction pratique qu'entraîne notre travail, est l'étude médico-légale du tabétique délirant.

Il n'existe rien, en effet, dans les *Annales de Médecine légale* à ce sujet, et le fait est bien naturel, puisque nous décrivons pour la première fois le délire particulier des tabétiques. Mais est-ce à dire que des cas ne se sont peut-être pas présentés où un inculpé, tabétique et persécuté, aurait pu bénéficier des clauses de l'article 64 du Code pénal d'après lequel : « il n'y a ni crime, ni délit lorsque le prévenu était en état de démence au moment de l'action, ou lorsqu'il y a été contraint par une force à

laquelle il n'a pu résister, » et éviter ainsi une condamnation que son irresponsabilité momentanée aurait dû
faire écarter ? La nature particulièrement pénible et douloureuse des nombreuses sensations qui caractérisent le
délire de persécution des tabétiques nous autorise à croire
que ce fait est possible.

Sans nous arrêter plus longtemps à l'hypothèse que
nous avons émise dans notre dernier chapitre, au sujet
de la condamnation du malade de Christian, nous pouvons
rappeler ici les menaces perpétuelles proférées par Giraud (Obs. IX) contre le docteur Cr...

Tout à fait au début de ses troubles intellectuels et à
une époque où ils étaient interrompus par de longues
rémissions, des témoins oculaires et très dignes de foi
nous ont affirmé, à plusieurs reprises, que Giraud se
répandait très souvent en menaces de mort contre le
docteur Cr..., et sa femme était obligée de le surveiller très
soigneusement pour l'empêcher de les mettre à exécution. Cette animosité que montrait Giraud à l'égard du
docteur Cr... provenait uniquement de troubles de la
sensiblité générale dépendant de son tabes que le malade
interprétait mal et prenait pour des décharges électriques
dues aux persécutions que lui faisait subir ce médecin.

Si donc on peut voir des tabétiques délirants attribuer
leurs souffrances à des ennemis particuliers, on peut
aussi supposer que des cas se sont déjà présentés ou se
présenteront où des malades analogues tenteraient
quelques moyens de se débarrasser de leur persécuteurs.
Dans cette hypothèse, sera-t-il toujours facile de reconnaître la folie et par suite l'irresponsabilité du malade
inculpé ?

Nous avons signalé, au courant de ce travail, le type intermittent du délire de persécution chez nos malades, délire essentiellement lié aux évolutions du tabes et disparaissant avec les troubles tabétiques ; nous avons également noté le soin que prennent les malades de cacher leurs idées de persécution. Ces deux caractères, l'intermittence du délire et le silence observé par le tabétique à son sujet, ne sont-ils pas propres à égarer le magistrat ou le médecin chargé d'examiner un inculpé que l'insuffisance des motifs de son délit ou de son crime aurait fait soupçonner d'être atteint de folie.

C'est dans ce cas que la constatation des signes somatiques du tabes est d'une importance capitale :

1° Si les troubles psychiques sont peu marqués, ou si l'inculpé est, au moment où on l'examine, dans une période de rémission, il est possible qu'un médecin ne puisse pas apprécier le trouble mental, tandis qu'il lui sera bien difficile de se laisser induire en erreur, s'il parvient à constater les troubles somatiques.

2° Les troubles somatiques peuvent être perçus par tout le monde, et un magistrat ou un juré qui refuserait d'admettre la réalité d'un délire aussi intermittent que l'est à certains moments, le délire du tabes, appréciera *de visu* un trouble somatique qu'on lui désignera, et, par suite, sera disposé à accorder plus de confiance au témoignage du médecin.

3° Enfin on peut feindre des troubles intellectuels, tandis que des symptômes somatiques essentiels ne sont pas susceptibles d'être simulés.

Le médecin devra donc s'appuyer sur tous les signes somatiques pour faire son diagnostic, et spécialement dans

les formes frustes, comme celles de la femme Fraisse
(Obs. III), où quelques-uns de ces signes peuvent manquer ;
il devra s'assurer très soigneusement de l'intégrité des
organes des sens et de l'existence de manifestations viscérales dues aux troubles de la sensibilité générale.

Réduits comme nous le sommes à raisonner sur des
hypothèses, puisque, jusqu'à présent, la folie des tabétiques se confondait avec la paralysie générale et que,
par conséquent, si des cas médico-légaux ont pu se présenter, ils ont dû être attribués à des paralytiques généraux, nous devons nous demander quels actes pourraient
motiver une intervention médico-légale chez des tabétiques délirants ?

Écartons les attentats à la pudeur et les vols que les
fous paralytiques commettent si souvent ; nous ne trouvons
pas, en effet, dans les idées de persécution du délire du
tabes de motifs pour expliquer ces actes criminels ou dé-
lictueux.

Ce serait plutôt des homicides ou des tentatives d'homicides que le délire de persécution des tabétiques les pous-
serait à commettre ; mais ajoutons cependant qu'il
nous semble que l'exécution de leurs projets serait difficile,
car nous avons très souvent constaté l'amaurose chez
nos malades et cette manifestation du tabes suffirait à
elle seule pour les gêner beaucoup dans leurs tentatives.

Signalons encore le suicide.

Dans notre historique et dans nos observations nous
avons vu souvent des malades persécutés tomber dans
une profonde lypémanie qui allait jusqu'au *tædium vitæ*
et qui se manifestait par de nombreuses idées et même
par des tentatives de suicide.

§ 2. — L'article 489 du Code civil déclare que « le majeur qui est dans un état habituel d'imbécillité, de démence ou de fureur doit être interdit, même lorsque cet état présente des intervalles lucides ».

Cet article a toujours divisé les médecins, tandis que Legrand du Saulle [1], entre autres, pense que l'interdiction, véritable excommunication civile, ne doit être prononcée, même chez les fous paralytiques que le plus tard possible, Auguste Voisin [2], au contraire, reconnaissant toujours dans la paralysie générale un fond de débilité intellectuelle, un trouble portant à la fois sur les facultés intellectuelles et morales, conclut que les fous paralytiques rentrent absolument dans les cas prévus par le Code.

En est-il de même pour les tabétiques aliénés ? Chez la plupart de ceux que nous avons examinés nous n'avons jamais constaté, en dehors du délire de persécution, une débilité intellectuelle bien marquée.

Toutes leurs idées délirantes, dans les cas simples, convergent uniquement vers leur délire de persécution, et quand les poussées céphaliques s'arrêtent, le délire subit une rémission très marquée, et l'intelligence du malade ne paraît pas en avoir souffert sensiblement.

Cette rémission peut varier beaucoup ; elle peut avoir une durée assez longue pour permettre la sortie du malade de l'hospice où il était interné (Obs., VI, VII). Elle peut ne durer que quelques semaines (Obs. III), elle peut enfin être occupée par des conceptions mégaloma-

---

[1] Legrand du Saulle. Étude médico-légale sur l'interdiction des aliénés. *Ann. d'hygiène et de méd. lég.* 1872, Paris.
[2] A. Voisin, *loc. cit.* Baillière. 1879, Paris.

niaques (Obs. VIII, IX) succédant ou se mêlant aux idées
de persécution et amenant ainsi une perturbation intellectuelle absolue.

Ces différences, très sensibles dans les intervalles
lucides que présentent les tabétiques délirants, nous con-
duisent à admettre deux solutions différentes.

Interrogés sur l'opportunité d'une interdiction chez un
tabétique délirant, nous pourrions, suivant les cas, conclure en proposant :

1° L'interdiction pour un tabétique persécuté et mégalomaniaque.

2° L'assistance d'un Conseil, pour le tabétique simplement persécuté, d'après l'article 499, par lequel le Tri-
bunal ayant rejeté une demande en interdiction, peut
ordonner que « le défendeur ne pourra désormais admi-
nistrer sans l'assistance d'un conseil qui lui sera nommé
par jugement ».

INDEX BIBLIOGRAPHIQUE

ALPHABÉTIQUE

BAILLARGER. — *Annales medico-psychologiques.* Janvier, 1862. Ataxie locomotrice progressive et paralysie générale. Paris.

BENEDICT. — *Électrothérapie.* s. 337. Wien, 1868.

BOUCHEREAU ET MAGNAN. — *Annales médico-psychologiques.* Sept., 1872,
nov., 1873. Discussion sur les rapports du tabes et de la paralysie
générale. Paris.

BOURDON. — *Archives de Médecine.* Anatomie pathologique de l'ataxie
locomotrice progressive. Paris, 1861-1862.

CARRE (Marius). — *Nouvelles recherches sur l'ataxie locomotrice progressive,* Mémoire couronné par l'Académie de médecine. Paris, 1865.

CHARCOT. — *Maladies du système nerveux,* t. II. Paris, 1873.

CHRISTIAN. — *Étude sur la mélancolie,* ouvrage couronné par la Société
médico-psychologique. Paris, Masson édit., 1876.

DUCHENNE, de Boulogne. — *Archives générales de médecine.* De l'ataxie
locomotrice progressive, Paris, 1858.

EISENMANN. — *Die Bewegungsataxie.* Obs. 12, 13, 19, 39, 41. 61. Wien, 1863.

ERB. — *Handbuch der speciellen Pathologie und Therapie von Dr.
Ziemssen.* Article Tabes. Band II, Zweite Hälfte. Leipsig, 1878.

EULENBOURG. — *Maladie du système nerveux.* Berlin, 1866.

FOVILLE (Ach.). — *Annales médico-psychologiques.* De la paralysie générale
par propagation. Paris, 1873.

GRISOLLE. — *Traité de pathologie interne,* t. II. Paris, 1864.

GRUET. — *Le délire des ataxiques.* Thèse. Paris, 1882.

HOFFMANN. — *Allgemeine Zeitschrifft für Psychiatrie,* s. 209. Berlin, 1856.

HORN. — *In seinen Arch.* Berlin, 1833.

JOFFE. — *Zeitschrifft d. Wien. Aertze.* Wien, 1860.

KIRN (Ludwig, von Illenau). — *Allgem. Zeit. f. Psych.* s. 114, B. XXV. Berlin, 1868.

KRAFFT-EBING. — *Allgem. Zeit. f. Psych.*, s. 578. B. XXVIII. Uber tabes dorsalis mit finaler Geitstesstorung. Berlin, 1872.

LEGRAND DU SAULLE. — *Annales d'Hygiène et de Médecine légale.* Étude médico-légale sur l'interdiction des aliénés. Paris, 1872.

LEYDEN. — *Die graue Degeneration der Hinteren Rückenmarksstrange*, Obs. 31. Berlin, 1863.

LUYS. — *Traité classique des maladies mentales.* Paris, 1881.

MASSON (Auguste). — *Des rapports de la paralysie générale avec l'ataxie locomotrice.* Thèse, Paris, 1879.

OBEISTENER. — *Wiener med. Vochens*, n° 30. Sur les troubles psychiques qui surviennent pendant le cours de l'ataxie locomotrice, Vienne, 1875.

PIERRET. — Comptes rendus du *Congrès international de Londres*, août 1881.

PIERRET. — *Archives de physiologie*, 1872, 1873, Paris. — *Académie des sciences*, nov. 1876. — *Essai sur les symptômes céphaliques du tabes dorsalis.* Paris, 1876. — *Revue mensuelle de médecine et de chirurgie*, n° 2. Paris, 1877. Contribution à l'étude des phénomènes céphaliques du tabes. Symptômes sous la dépendance du nerf auditif.

PIERRET *in* ROBIN (A.). — *Sur les troubles oculaires dans les maladies de l'encéphale.* Thèse d'agrégation, p. 328. Paris, 1880.

PLAXTON ET BEWAN-LEWIS. — *Mental Science.* Londres, juillet 1878.

REY (Ph). — Considérations cliniques sur quelques cas d'ataxie locomotrice, dans l'aliénation mentale. *Annales médic.-psychol*, 5e série, t. XIV, sept. 1875. Paris.

ROMBERG. — *Tabes dorsalis*, Berlin, 1856.

RITTI. — *Théorie physiologique de l'hallucination.* Thèse. Paris, 1874.

SCHULE (Heinrich). — *Ziemssen (loc. cit.).* — *Handbuch der Geisteskrankheiten*, Erste Hälfte, Sechzelmte Band, Leipsig, 1878.

SIMON. — *Archic. f. Psych. und Nervenkr.*, Band I. Berlin, 1868-1869.

SIMON. — *Ziemssen (loc. cit.)*, Band, XVI Zweite Hälfte, Leipsig, 1878.

STEINTHAL. — *Bufeland's Journal.* Juli und August, Berlin, 1844.

TIGGES, von Marsberg. — Uber mit tabes dorsalis complircite psychose. *Allgem. Zeitschrifft. f. Psych.* B. XXVIII, Drittes Hellft. Berlin, 1871.

TOPINARD. — *De l'ataxie locomotrice et en particulier de la maladie appelée ataxie locomotrice progressive*, ouvrage couronné par l'Académie de médecine. Paris, 1864.

TROUSSEAU. — Article Ataxie, du *Dictionnaire de Jaccoud*, Paris, 1865.

VOISIN (Auguste). — *Traité de la paralysie générale des aliénés*, Paris, 1879.

VULPIAN. — *Maladies du système nerveux*, Paris, 1862.

WENDT. — *Allgem. Zeitschrifft f. Psych.*, B. XXXI, S. 81. Berlin, 1878.

WESTPHAL. — *Tabes dorsalis graue degeneration der Hinterstrange, und 1 aralysis universalis pro,ressiva*, Berlin, 1863.

WESTPHAL. — Uber combinirte primäre Erkrankung der Ruckenmarksstrange, *Arch. f. Psch.* B. VIII. S. 469. Berlin, 1867.

INDEX BIBLIOGRAPHIQUE

CHRONOLOGIQUE

1833. — Horn, *In seinen arch.* Berlin.

1844. — Steinthal, *Hufeland's Journal.* Juli und Augusti, Berlin.

1856. — Hoffmann, *Allgemeine Zeitschrifft für Psychiatrie.* S. 209, Berlin.

1856. — Romberg, *Tabes dorsalis.* Berlin.

1858. — Duchenne, de Boulogne. *Archives générales de médecine.* De l'ataxie locomotrice. Paris.

1860. — Joffe, *Zeitschrifft d. Wien. Ærtze.* Wien.

1860-61. — Bourdon, *Archives de Médecine.* Recherches cliniques et anatomiques sur l'ataxie locomotrice progressive. Paris.

1862. — Baillarger, *Annales médico-psychologiques,* janvier. Ataxie locomotrice et paralysie générale. Paris.

1862. — Vulpian, *Maladies du système nerveux.* Paris.

1863. — Westphall, *Tabes dorsalis graue Degeneration der Hinterstrange und paralysis universalis progressive.* Berlin.

1863. — Eisenmann, *Die Bewegungsataxie.* Obs. 12, 13, 19, 39, 44, 66, Wien.

1863. — Leyden, *Die graue Degeneration der Hinteren Rückenmarksstrange.* Obs. 31. Berlin.

1864. — Grisolle. *Traité de pathologie générale,* t. II, Paris.

1864. — Topinard. *De l'ataxie locomotrice et en particulier de la maladie appelée ataxie locomotrice progressive,* ouvrage couronné par l'Académie de médecine. Paris.

1865. — Carre, (Marius), *Nouvelles recherches sur l'ataxie locomotrice progressive.* Mémoire couronné par l'Académie de médecine. Paris.

1865. — Trousseau, Article Ataxie du *Dictionnaire de Jaccoud.* Paris.

1866. — Eulenbourg, *Maladies du système nerveux.* Berlin.

1867. — Westphal, Uber combinirte primäre Erkrankung der Ruckenmarkstrange, *Arch. f. Psych.,* B. VIII, S. 469. Berlin.

1863. — Benedict. *Electrothérapie.* S. 337. Wien.

1868. — Kirn (Ludwig, von Illenau). *Allgem. Zeit. f. Psych.,* S. 114, B. XXV. Berlin.

1868.-69. — Simon. *Archiv. f. Psych. und Nervenkr.* B. 1. Berlin.

1871. — TIGGES (von Marsberg), Uber mit tabes dorsalis complircite Psychose, *Allgem. Zeitsch. f. Psych.*, S. 578, B. XXVIII. Drittes Helft. Berlin.

1872. — KRAFFT-EBING, *Allgem. Zeit. f. Psych.* S. 578, B XXVIII. Uber tabes dorsalis mit finaler Geistesstoruug. Berlin.

1872. — LEGRAND DU SAULLE. *Annales d'hygiène et de médecine légale.* Étude médico-légale sur l'interdiction des aliénés, Paris.

1872. — PIERRET, *Archives de physiologie*, Paris.

1872-73. — BOUCHEREAU, et MAGNAN, *'Annales médico-psychologiques.* Discussion sur les rapports du tabes et de la paralysie générale, Paris.

1873. — CHARCOT, *Maladies du système nerveux*, t. II. Paris.

1873. — FOVILLE (Achille), *Annales médico-psychologiques.* De la paralysie générale par propagation, Paris.

1874. — RITTI, *Théorie physiologique de l'hallacination.* Thèse. Paris.

1875. — O BEISTENER, *Wiener Med. Vochens*, n° 30. Sur les troubles psychiques qui surviennent pendant le cours de l'ataxie locomotrice, Vienne.

1875. — REY (Ph.), Considérations cliniques sur quelques cas d'ataxie locomotrice dans l'aliénation mentale. *Annales médico-psych.* 5e série, t. XIV, sept., Paris.

1876. — PIERRET, *Académie des sciences*, Nov. Paris.

1876. — CHRISTIAN, *Étude sur la mélancolie*, ouvrage couronné par la Société médico-psychologique. Paris. Masson éditeur.

1876. — PIERRET, Essai sur les symptômes céphaliques du tabes dorsalis, Paris.

1877. — PIERRET, Contribution à l'étude des phénomènes céphaliques du tabes. — Symptômes sous la dépendance du nerf auditif. *Revue mensuelle de médecine et de chirurgie*, n° 2. Paris.

1878. — ERB, *Handbuch der speciellen Pathologie und Therapie von Dr. Ziemssen.* Article Tabes, B. II, sweite Hälfte. Leipsig.

1778. — PLAXTON et BEWAN-LEWIS. *Mental science.* Juillet. Londres.

1878. — SCHULE (Heinrich). *Ziemssen loc. cit.*, Handbuch der Geiteskrankheiten, Erste Hälfte Sechzelmte. Band. Leipsig.

1878. — SIMON, *Ziemssen (loc. cit.)* XVI Band, Zweite Hälfte. Leipsig.

1878. — WENDT, *Allgem. Zeitsch. f. Psych.* B. XXXI, S. 51. Berlin.

1879. — MASSON (Auguste), *Des rapports de la paralysie générales avec l'ataxie locomotrice.* Thèse. Paris.

1879. — VOISIN (Auguste), *Traité de la paralysie générale des aliénés*, Paris.

1880. — PIERRET *in* ROBIN (A.), *Sur les troubles oculaires dans les maladies de l'encéphale.* Thèse d'agrégation, p. 328. Paris.

1881. — PIERRET, Comptes rendus du *Congrès international de Londres*, août.

1881. — LUYS, *Traité classique des maladies mentales.* Paris.

1882. — GRUET, *Le délire des ataxiques.* Thèse. Paris.

TABLE DES MATIÉRES

LYON. — IMPRIMERIE PITRAT AINÉ, RUE GENTIL, 4